T0267717

La revolución de la diosa

Mel Wells

La revolución de la diosa

Haz las paces con la comida,
ama a tu cuerpo y recupera tu vida

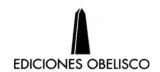

EDICIONES OBELISCO

Si este libro le ha interesado y desea que le mantengamos informado de nuestras publicaciones,
escríbanos indicándonos qué temas son de su interés (Astrología, Autoayuda, Ciencias Ocultas,
Artes Marciales, Naturismo, Espiritualidad, Tradición…) y gustosamente le complaceremos.

Puede consultar nuestro catálogo en www.edicionesobelisco.com

Colección Salud y Vida natural
La revolución de la diosa
Mel Wells

1.ª edición: enero de 2022

Título original: *The Goddesss Revolution*

Traducción: *David George*
Corrección: *Sara Moreno*
Diseño de cubierta: *TsEdi, Teleservicios Editoriales, S. L.*

© 2016, Mel Wells
Originalmente publicado por Hay House Inc., USA, en 2016
(Reservados todos los derechos)
© 2022, Ediciones Obelisco, S. L.
(Reservados los derechos para la presente edición)

Edita: Ediciones Obelisco, S. L.
Collita, 23-25. Pol. Ind. Molí de la Bastida
08191 Rubí - Barcelona - España
Tel. 93 309 85 25
E-mail: info@edicionesobelisco.com

ISBN: 978-84-9111-813-8
Depósito Legal: B-19.734-2022

Impreso en los talleres gráficos de Romanyà/Valls S. A.
Verdaguer, 1 - 08786 Capellades - Barcelona

Printed in Spain

Reservados todos los derechos. Ninguna parte de esta publicación, incluido el diseño de la cubierta,
puede ser reproducida, almacenada, transmitida o utilizada en manera alguna por ningún medio,
ya sea electrónico, químico, mecánico, óptico, de grabación o electrográfico, sin el previo consentimiento
por escrito del editor. Diríjase a CEDRO (Centro Español de Derechos Reprográficos, www.cedro.org)
si necesita fotocopiar o escanear algún fragmento de esta obra.

Dedicado a Jackie, mi hermosa madre
y una diosa de los pies a la cabeza

Diosa

Sustantivo

1. Ser femenino con poderes o atributos sobrenaturales a la que adora y en la que cree un pueblo.
2. Un ser femenino que se cree que es la fuente de la vida.
3. Una mujer que está en proceso de aprender, aceptarse y quererse a todos los niveles: mente, cuerpo y espíritu. Una mujer que sabe que tiene una capacidad ilimitada para hacer que su vida sea lo que desee. Una mujer inspirada para dar a los que tiene a su alrededor debido a su sentido de gratitud y abundancia.

«Tu cuerpo es precioso.
Es nuestro vehículo
para el despertar».

Buda

De una diosa a otra

Nuestras historias en torno a la comida, el peso y la imagen corporal son, todas ellas, muy personales. Las guardamos muy dentro de nosotras por miedo a ser juzgadas o malinterpretadas. Pese a ello, muchas de nosotras permitimos, secretamente, que rijan nuestro día a día, lo que con el tiempo les permite gobernar nuestra vida. Hablar sobre nuestros sentimientos en lo tocante a la comida y a la vida en nuestro cuerpo imperfecto puede hacernos sentir como si estuviésemos mostrando nuestra alma desnuda.

Estoy segura de que, al igual que yo, has visto esas fotos del «antes y el después» relacionadas con las dietas en las redes sociales; las historias de transformación que comparan las diferencias entre la forma o el tamaño corporal y felicitan a la persona que está a dieta por su «gran logro, trabajo duro y fuerza de voluntad».

Pero... ¿qué sucede si, a pesar de perder peso, nada cambiase realmente en la cabeza de esa mujer en lo relativo a cómo se sentía con respecto a sí misma?

¿Qué sucedería si siguiera en guerra con su cuerpo, a pesar de que éste hubiera cambiado debido a un régimen riguroso? ¿Qué pasaría si todavía no estuviese en paz con lo que viese en el espejo, a pesar de celebrar esta «victoria» con la pérdida de peso y de haber sido elogiada por su entrenador y sus compañeras de dieta? ¿Qué sucedería si siguiera sufriendo cada día con respecto a sus elecciones relativas a la comida y se criticara a sí misma en cada fotografía? ¿Dónde la dejaría eso? ¿Seguiría tratándose de una historia de éxito?

Las verdaderas transformaciones que duran toda la *vida* son los cambios revolucionarios, impresionantes y significativos de mentalidad que, a su vez, se ven reflejados en todas las áreas de tu vida, y no sólo en la forma de tu cuerpo ni en tu porcentaje de grasa.

La experiencia de una mujer no es igual a la de ninguna otra en lo relativo a la comida o su cuerpo.

Tanto si una amiga te ha recomendado este libro como si lo has encargado *online* o lo has comprador en una librería, estoy muy contenta de que lo hayas hecho. Te encuentras en tu propio viaje singular con la comida y con tu cuerpo, basado en tus experiencias y tus condicionamientos, hasta este preciso momento en el que has escogido este libro y has decidido empezar a leerlo.

En este libro compartiré mi propia revolución personal relacionada con la comida, mi peso y mi cuerpo, y te proporcionaré las herramientas y los principios que cambiarán tu vida y que necesitarás para alejarte de lo que podría parecerte la cárcel de tu cuerpo de por vida.

Además compartiré algunas de las historias de diosas inspiradoras que se han unido a la revolución y también han llevado a cabo cambios espectaculares (que han ido mucho más allá de aquello con lo que podría competir un club de dietas). Historias de transformación reales, francas, en las que el cambio se ha dado desde el interior. Puede que no te veas muy reflejada en mi historia, pero quizás una de las suyas te golpee con tanta fuerza que te caigas de tu silla y te despiertes del tortazo.

Sí, este viaje profundiza mucho más allá de alegrarse por una cifra en la báscula o una etiqueta con la talla en la parte posterior de un vestido.

No estás sola

Millones de mujeres sienten que están viviendo en un cuerpo que no sienten como suyo, mientras que otras viven, cotidianamente, consumidas por las normas de las dietas y por pensamientos obsesivos relacionados con la comida y el peso.

Ha llegado el momento de que nos expresemos y tengamos esas conversaciones sobre la comida, el peso y la imagen corporal que hemos mantenido encerradas dentro de nuestra propia cabeza.

A través de mi propio viaje, mi sanación y mi propia práctica, he descubierto la clave para alcanzar la completa libertad con la comida y en mi cuerpo.

Ahora, el cometido de mi vida consiste en transmitírtelo y que te veas recompensada por el hecho de despertarte cada mañana sintiéndote totalmente cómoda en tu propia piel, libre de normas, libre de miedo o culpabilidad en torno a la comida y lista para obtener lo que quieras de la vida sin verte reprimida por lo que sientes con respecto a tu cuerpo y tus patrones de alimentación no deseados.

La revolución está aquí, diosas.

PARTE I

• • • • •

Mi historia

De odiarme estando delgada a quererme estando sana

«La herida es el lugar por donde la luz entra en ti».
RUMI

Siento una gran pasión por la sanación de la relación de las mujeres con la comida porque a mí me llevó mucho tiempo sanar la mía propia.

Mi mayor miedo fue abandonar mi relación abusiva y adictiva con la comida. Fue mi red de seguridad, mi mejor amiga. Además, casi me destruyó. En un breve espacio de tiempo pasé de ser una adolescente despreocupada a una mentirosa que guardaba secretos. Evitaba las situaciones sociales, me mostraba irritable con mis seres queridos, me sentía asqueada de mí misma, espantosamente avergonzada y abochornada, pero también negaba que tuviese algún tipo de problema.

Empleaba la comida para anestesiar mis sentimientos, para castigarme, para recompensarme. La usaba para tapar buena parte de lo que estaba sucediendo en mi vida a lo que no quería enfrentarme o resolver. Era lo que me ofrecía consuelo, aquello a lo que recurría siempre. Me sentía sola sin ella. Era tan adicta a mis patrones de alimentación destructivos que a veces me sentía como una drogadicta que necesitaba, imperiosamente, ir a rehabilitación.

Hablar de ello ahora es como describir a una persona completamente distinta: una vida totalmente diferente a la que estoy viviendo ahora. Ahora me acepto de todas las formas. Amo y respeto mi cuerpo cada día y ni se me pasaría por la cabeza maltratarlo, pero incluso después de años en recuperación, sigo sintiendo como si tuviera toda una vida de compensación por delante.

Mientras crecía pensaba que lo tenía todo. Me encantaba mi vida. Me encantaban mis amigos. Se podía decir que también estaba encantada conmigo misma.

Hacer dieta nunca se me pasó por la cabeza: esa palabra ni siquiera formaba parte de mi vocabulario. Mi madre nunca había hecho dieta y yo comía lo que quería (comida basura, básicamente) y participaba en competiciones deportivas y de baile cada mes, cosa que me *encantaba* y que me mantenía muy esbelta y *aparentemente* sana. (*Esbelta equivale a sana, ¿verdad?*).

A los dieciséis años las cosas cambiaron.

Fui a una escuela de artes escénicas para estudiar interpretación *(¡claro que lo hice!).* Desde el principio, la competencia fue palpable, y los comentarios maliciosos y el autocuestionamiento eran la norma. Estaba acostumbrada a ser una gran triunfadora, pero rodeada de otras muchachas adolescentes que estaban desarrollando curvas y criticando su cuerpo, no pasó mucho tiempo hasta que empecé a atenuar mi luz y preguntarme: «*¿Quién soy yo para ser la que siente confianza en su propia piel? ¿Quién soy yo para osar quererme?*».

Quería hacer amigas y encajar desesperadamente, por lo que cuando las otras chicas se quejaban de que estaban gordas, yo me uní también, pellizcándome el vientre y las caderas y haciendo una mueca. Cuando empezaron a hacer dieta, yo también empecé con una.

Pero no podía hacerlo a medias.

Hacer una conocida dieta a base de cereales se convirtió en una competición para ver quién podía perder más peso más rápidamente, lo que se transformó en eliminar los cereales y volverme adicta a los refrescos sin azúcar y el agua con sabores, lo que pronto se intensificó con los pedidos de pastillas adelgazantes por Internet, que inducían sofocos y tiriteras incontrolables por la noche; pero nada de eso importaba, pasar hambre no importaba, entonces era adicta a ver como mi cuerpo menguaba.

De algún modo seguía obteniendo muy buenas calificaciones en mis trabajos del curso y consiguiendo papeles excelentes en obras; pero en mi interior me encontraba en una guerra total conmigo misma, y a medida que perdía kilos también perdí mi encanto, mi chispa, mi personalidad y me perdí a mí misma.

Echando la vista atrás es fácil ver que lo que en realidad estaba buscando era la felicidad y la autoaceptación que había perdido; pero estaba convencida que eso venía acompañado de una cifra. Si conseguía ese número o talla me sentiría, repentinamente, empoderada y volvería a tener confianza en mí misma.

Súbitamente ya no me preocuparía lo que la gente pensase de mí. Recuperaría mi encanto. Podría vivir la vida que quería; pero de ninguna forma podría perseguir esos sueños hasta haber alcanzado antes ese número perfecto.

Y así, la guerra conmigo misma prosiguió...

Lo que sucedió a continuación me pilló completamente por sorpresa: conseguí un papel en una importante telenovela en el Reino Unido, *Hollyoaks,* y al cabo de un par de semanas mi vida sufrió un gran cambio, me mudé a un apartamento en Liverpool para empezar a trabajar.

Suena como un sueño. Tenía un trabajo bien pagado, salía cada noche en la televisión y empezaron a reconocerme cuando salía por la calle; pero el reverso de la moneda era harina de otro costal. Me encontraba lejos de mi hogar y estaba viviendo sola por primera vez, y no podía soportar verme en la televisión o ver mi fotografía apareciendo en la prensa rosa.

Tenía dieciocho años, estaba abrumada, sola y me encontraba fuera de lugar.

Entonces, en lugar de controlar lo que comía, perdí el control por completo. Empecé a darme atracones como si nunca hubiese visto o consumido comida antes. Era como una mujer posesa. Ni siquiera saboreaba lo que comía: lo inhalaba como si fuese oxígeno. Entonces, por supuesto, la culpa me golpeaba. Tiraba toda la comida y sentía asco de mí misma hasta que las lágrimas me caían por el rostro.

A veces hasta regresaba al cubo de la basura como si fuera una gata salvaje para recuperar las sobras y seguir con mi patrón de comportamiento. Entonces diseñaba un plan para «volver a empezar mañana» y pasar hambre durante algunos días, mientras iba al gimnasio y me machacaba sobre la cinta de correr hasta que estaba tan aburrida que podía llorar, para así «compensar» o «revertir» mi atracón.

Recuerdo pensar que estaba viviendo el sueño
que siempre había tenido mientras crecía
(¡Tengo un papel principal en un espectáculo
regular de televisión!).
Así pues, ¿por qué me siento tan vacía e infeliz?

Por mucho que intentaba distraerme saliendo por las noches y con frenéticos derroches en compras para llenar el hueco, sentía una agobiante sensación de soledad y vacío. Era como si me faltara algo y mi adicción a la comida llenase el vacío.

Vi a un par de terapeutas durante esa época, pero decidí no dejarles acceder a mi interior. Una parte de mí seguía queriendo permanecer en el pequeño infierno que había creado: me hacía sentir cómoda y segura. Cuanto más me decía que necesitaba arreglarlo, más permiso me daba a mí misma para seguir repitiendo los mismos patrones. Me decía lo mismo una y otra vez: «*Ésta es quién soy. Tendré que vivir así durante el resto de mi vida y nadie puede salvarme*».

Cuando mi personaje fue eliminado de la telenovela más o menos en la época en la que llegó un nuevo productor me sentí desolada, pero en retrospectiva creo que un poder superior estaba cuidando de mí. No estaba saliendo adelante en absoluto y había perdido por completo cualquier sensación sobre quién era yo.

Cuando los productores de Hollywood no llamaron a mi puerta, empecé a trabajar como modelo. Me encantaba viajar cada día para las sesiones de fotos (era muy divertido) pero, por supuesto, vino acompañado de más presiones sobre mi cuerpo.

Me presentaba a trabajos, y si mis medidas no eran tan perfectas como «deberían» ser, me enviaban de vuelta a casa y me reemplazaban por otra chica, y cuando conseguía el trabajo, ver las fotos retocadas reforzaba mi creencia de que mi cuerpo necesitaba «arreglos» para hacer que tuviese un aspecto lo suficientemente bueno.

Sobre todo, cada vez estaba más convencida de
que mi cuerpo tenía que ser perfecto o simplemente
menguar un poquito más.

Lo que sucedió después hizo que todo mi mundo se tambalease y que tomase conciencia de mi existencia obsesionada conmigo misma.

Durante las Navidades de 2011, a mi querido padre le diagnosticaron un cáncer en fase cuatro y le dieron cuatro meses de vida. Puedo recordar estar en la habitación con él cuando nos lo dijeron. Ese momento lo cambió todo, y los tres (mi hermano Charlie, mi padre y yo) nos apretamos las manos mutuamente antes de derrumbarnos y abrazarnos, temblando. *Cuatro meses* que pasar con nuestro maravilloso padre hasta que llegara su momento y se viera apartado de nuestro lado para siempre.

Mi padre tenía una personalidad alegre y genial, y un carácter exuberante que seducía a cualquiera que le conociese. Entraba en una habitación y la energía que desprendía dejaba encantados a todos. Tenía un aura maravillosa: me sentía orgullosa de decir que era mi padre; y yo era, indudablemente, su chica preferida.

Se cuidaba mucho en muchos aspectos, pero cuando se trataba de la salud, ésta siempre se encontraba en la parte inferior de sus prioridades. «La vida es demasiado corta para estar sano», me decía riéndose cuando le recomendaba que redujese su consumo de beicon y salchichas. Yo no sabía mucho sobre nutrición entonces, pero había leído todos los libros sobre dietas que había y sabía que no se estaba haciendo ningún favor. Tenía sobrepeso, le gustaban la comida contundente y el vino y no hacía ejercicio. *(Quizás, si hubiera podido hacer ejercicio llevando puesto su mejor traje lo habría intentado)*.

Esos cuatro últimos meses con mi padre fueron una completa confusión. Cada día me derrumbaba llorando y gritaba y rezaba pidiendo ayuda. Ryan, mi pareja en esa época, fue mi apoyo a lo largo de todo esto, y le estoy muy agradecida por estar ahí conmigo, a mi lado. Hice todo lo posible por pasar tanto tiempo como pude con mi padre, haciéndole sentir más importante, más querido y más cuidado que nadie en el mundo.

Para mi sorpresa, mi padre empezó a buscar libros sobre el cáncer: «Quiero saber cosas sobre este maldito bastardo que me está matando», dijo, lo que me hizo recordar un libro que alguien me había recomendado en una ocasión: *El estudio de China*, el estudio más completo sobre la nutrición y la salud que se había llevado a cabo nunca. Devoré el libro y me impresionó que para cada tipo de cáncer o enfermedad la respuesta era sencilla: menos alimentos procesados, menos productos de origen animal y más de origen vegetal y una forma de vida más alcalina.

Empecé a animar a mi padre a comer más de los alimentos adecuados, pero tristemente, llegado a ese punto era incapaz de comer mucho y se alimentaba a base de batidos y suplementos alimenticios. Sentía como si hubiese descubierto el secreto mejor guardado del mundo, aunque hubiese sido demasiado tarde para salvarle. En abril de 2012 falleció tranquilamente y se convirtió en mi ángel.

La pena por perderle hizo que me resultase incluso más difícil controlar mi alimentación, pero mi resolución se volvió más urgente y llena de sentido. Nunca me había visto más llamada a compartir un mensaje con el mundo, y decidí empezar a estudiar nutrición para convertirme en una *coach* de salud. No lo consideré una nueva trayectoria profesional: todo lo que sabía era que estaba hambrienta por obtener más información y por difundir este mensaje sobre la prevención del cáncer por doquier y esperaba, a su vez, sanarme también a mí misma.

La vitamina perdida
(la vitamina del amor)

Empecé a difundir, por todas partes, el mensaje sobre los beneficios para la salud de la vida basada en el consumo de alimentos de origen vegetal y empecé a crear recetas veganas para ayudar al mundo al combatir la enfermedad. Fue maravilloso.

¿Pero, sanó esto realmente mi relación con la comida y puso fin a la guerra que mantenía con mi cuerpo?

No…, no lo hizo.

Entonces poseía más conocimientos sobre la nutrición y un estilo de vida saludable, pero también disponía de un nuevo conjunto de normas que seguir en lo tocante a la comida: en esencia, una dieta nueva y perfecta que usar y de la que abusar.

Ser vegana no hizo que dejase de odiar mi cuerpo y que tonteara con las calorías. Estaba consumiendo mejores alimentos, pero seguía con los mismos malos hábitos. En lugar de darme atracones de azúcar refinado, estaba atiborrándome de dátiles majhul y frutos secos.

Empecé a pensar que ninguna información nueva relativa a la nutrición podría sanar mi relación con la comida. Estaba buscando un milagro que hiciera que todo encajase y me hiciera sentir feliz en mi cuerpo. Me llevó un tiempo darme cuenta de que estaba buscando en los lugares equivocados.

Ser madre siempre ha sido una de las cosas más importantes para mí. Siempre había sabido que quería tener hijos, pero cuando mi pareja y yo empezamos a tener discusiones serias sobre tener un bebé, eso, de repente, me golpeó como si me hubiera caído encima una tonelada de ladrillos: *¿Cómo narices iba yo a ser un buen modelo a seguir para mis hijos? ¿Cómo podría seguir con esta forma de comer y de restar importancia a mi cuerpo y transmitir esta mentalidad retorcida a un niño inocente?*

Ni siquiera estaba segura de si podría concebir, dado lo mucho que había trasteado con mi cuerpo. No sólo eso, sino que, además, estaba obsesionada con el aspecto que tenía mi cuerpo. ¿Cómo demonios iba a afrontar el quedarme embarazada y perder rápidamente el peso ganado durante la gestación? Eso estaba destinado a hacerme enloquecer. ¿Llevaría a cabo una dieta depurativa a base de zumos o haría un ayuno estricto el día después de tener a mi bebé? Probablemente. E incluso yo misma podía ver qué caos supondría eso.

Decidí que algo tenía que cambiar *drásticamente* si quería asumir la responsabilidad de tener hijos y ser un modelo sano a seguir para mis retoños. Me hice la promesa de abandonar mi comportamiento y de hacer las paces con mi cuerpo: hacer que fuese un entorno saludable para criar a un bebé. Decidí tener un año de estar «sana», y no «delgada»: entonces estaría lista para concebir.

Empecé a centrarme en *sanar* mi cuerpo, haciendo ejercicio para estar fuerte, en buena forma y por *diversión* en lugar de por quemar calorías. Dejé de mirarme con severidad frente al espejo cada día y dejé de intentar seguir unas normas estrictas con respecto a la comida.

Tiré el libro de normas y empecé a conectar con mi cuerpo de nuevo y a escucharlo.

Al principio estaba nerviosa. No confiaba en mí misma y estaba atemorizada por si ganaba peso. Sin embargo, estaba determinada a sanar mi cuerpo, así que me deshice de la báscula, de la que tanto dependía cuando buscaba validación cada mañana. Lo que sucedió con el tiempo fue *milagroso*. Parecía como si estuviera regresando a mi cuerpo después de tantos años batallando contra él.

Estuve más presente en la vida de mis amigos y mi familia. Dejé de estar tan crispada en las situaciones sociales en las que estaba implicada la comida. Empecé a cocinar algo más que simplemente comidas de dieta y, de hecho, empecé a encontrar *placer* en la comida: algo que no había permitido que fuese un deleite y una dicha en mi vida desde que iba al colegio.

Había asumido la tarea de estar delgada como un trabajo *a jornada completa,* y fue todo un alivio abandonarlo y renunciar a él.

Empecé a desarrollar mi mensaje promocionando un enfoque relativo a la salud contrario a las dietas; y con cuantas más mujeres hablaba, más me daba cuenta de cuántas de nosotras estamos librando una batalla aparentemente interminable con la comida y nuestro cuerpo. Es una epidemia.

> *Pensé que estaba librando una guerra secreta que nadie más comprendería. No tenía ni idea de cuántas mujeres más en el mundo estaban librando batallas similares.*

Desde que llevé a cabo este cambio, he desarrollado muchas lecciones y herramientas para ayudar a las mujeres de todo el mundo a volver a enamorarse de su vida y a estar más enamoradas de sí mismas y más en paz con la comida y con su cuerpo de lo que nunca hubiesen creído posible. Y así, a través de este proceso, sorprendentemente, he perdido todo el exceso de peso procedente de mis viejos y malos hábitos de darme atracones. Me di cuenta de que no tenía por qué ser una lucha tan grande. Pero lo mejor de todo es que recuperé mi *vida* y, de hecho, volví a ser *feliz* en mi cuerpo *independientemente* de lo que pesara.

Las herramientas y los principios que enseño ahora son los que he aprendido a través de mis propias batallas y las de mis clientas, y eso es lo que he venido a compartir con vosotras en este libro. En las siguientes páginas descubrirás nuevos trucos relativos a la mentalidad para ayudarte a romper con los patrones destructivos relacionados con la comida y a querer a tu cuerpo, de modo que también tú puedas estar más sana y ser más feliz que nunca.

La revolución está aquí, y me emociona que os unáis a mí.

*Ninguna dieta
ni ninguna información nueva
relacionada con la nutrición podrán hacer
que quieras a tu cuerpo.
Ése es el trabajo de la diosa.*

PARTE II

• • • • •

La dieta perfecta

«Una cultura que siente fijación
por la delgadez de las mujeres
no supone una obsesión
por la belleza femenina,
sino una obsesión
por la obediencia femenina.
Hacer dieta es el sedante político
más potente en la historia de las
mujeres: una población que está loca
en silencio es una población
manipulable».

NAOMI WOLFE

La dieta: ¿Una forma de vida?

Le pregunté a un grupo heterogéneo de mujeres qué pensamientos y sentimientos les surgían cuando pronunciaba la palabra «**dieta**». Aquí tenemos una pequeña muestra de lo que dijeron:

- normas
- pesarse
- autodesprecio
- delgada
- inutilidad
- restricción
- planes de comidas
- privaciones
- calorías
- fuerza de voluntad
- abdominales
- hambre
- báscula
- culpabilidad
- ensalada
- fracaso
- contar
- darse atracones
- empezar de nuevo el lunes

«Dieta» procede, originalmente, del griego *dialita*, que significa «una forma de vida».

Llámame loca, pero ninguna de las palabras o frases que acabamos de leer me parece una forma de vida atractiva desde mi punto de vista.

El nuevo santo grial

Millones de mujeres de todo el mundo están buscando la dieta perfecta, pero ¿qué es lo que buscamos en realidad?

Queremos una dieta que nos satisfaga, nos respalde, nos dé energía, nos haga felices, haga que nuestra piel resplandezca y que perdamos peso sin esfuerzo.

¿Por qué es tan tremendamente difícil encontrar esta dieta? Y, de todas formas y yendo más al meollo del asunto, ¿por qué somos todas tan *tremendamente inútiles* a la hora de ceñirnos a las dietas? ¿No sería la vida *mucho mejor* si pudiéramos simplemente ordenar nuestros alimentos y dar con el conjunto perfecto de normas que seguir de modo que pudiésemos concentrarnos en los asuntos más importantes?

Nuestra búsqueda de la dieta perfecta está entrelazada con nuestra búsqueda del físico perfecto, lo que nos hace buscar cómo castigar a nuestro cuerpo por no ser lo suficientemente buenas, así lo que empezamos a pensar...

«¿Podría ser mi combinación de alimentos sea totalmente errónea? ¿Quizás esté consumiendo demasiadas grasas saludables? ¿Quizás debería eliminar todo el azúcar durante tres semanas? ¿Puede ser que esté comiendo demasiada fruta o cenando demasiado tarde?».

La cultura de la dieta ha eliminado tanta alegría del hecho de comer que ahora usamos la comida de formas para las que nunca estuvo pensada. Hemos olvidado que la comida está ahí, en esencia, para alimentarnos, para nutrirnos, para disfrutarla y amarla. Hemos descuidado tanto nuestra *relación* con la comida que simplemente tomamos alimentos y nos los metemos en la boca sin pensárnoslo dos veces. Ni siquiera experimentamos los sabores y texturas de la comida antes de tragarla y pasamos a la siguiente cosa.

¿Te has despertado realmente temprano por la mañana, te has arrastrado hasta el coche como una zombi y entonces, de repente, te encuentras en el trabajo sin recordar cómo has llegado hasta allí?

Hacemos esto con la comida *todo el tiempo*.

Ahora piensa en tu cuerpo y en cómo lo tratas.

Cómo lo tratas DE VERDAD.

Con tus pensamientos, con tus palabras, con tus sentimientos y acciones.

Nos hemos acostumbrado tanto a estar desconectados de nuestro cuerpo que simplemente lo arrastramos de un lugar a otro durante todo el día como si fuera una mochila. Engullimos comida sin pensar. Consumimos alimentos sin comprender realmente en qué consisten, de dónde proceden o qué ingredientes contienen.

Cuando pienso en mi cuerpo, pienso en él en femenino. Tu cuerpo representa a la diosa, y quiero que empieces a pensar en tu cuerpo como en una entidad femenina independiente que merece tu adoración y respeto.

Pregúntate:

- ¿Lo respetas?
- ¿Lo miras con repulsión?
- ¿Lo reprendes?
- ¿Le dices con tu pensamiento que no es lo suficientemente bueno?
- ¿Reduces el ritmo y lo escuchas?
- ¿Confías en él?
- ¿Lo intentas manipular con normas?
- ¿Eres cariñosa con él?
- ¿Estás agradecida por tu cuerpo o lo has abandonado y desconectado de él por completo?

Tu relación con la comida y tu relación con tu cuerpo están entrelazadas, pero ¿estás tú conectada con cualquiera de los dos o los has abandonado a ambas?

Contrariamente a lo que te haría creer
la industria de las dietas, la comida no está
en este mundo para que estés en guerra con ella.
No debería considerarse como el enemigo.

Necesitas alimento para nutrir tu cuerpo, para empoderarte y para permitirte cuidar de ti misma y de tu hermoso cuerpo: sólo tienes uno. Cuanta más dieta hagas, menos conectada te sentirás con tu cuerpo y tu comida, y más alejada estarás de ti misma.

Tu relación con la comida

Puedes comerte todo el kale, la quinoa y la proteína de cáñamo crudo del mundo, pero si sigues obsesionándote por esa porción de pizza que comiste la semana pasada, eso no será sano. No sacrifiques una mentalidad sana en tu búsqueda de un cuerpo sano.

La buena nutrición es muy importante. Asegurarte de consumir hortalizas, frutas y verduras frescas, grasas saludables y proteínas de buena calidad es vital para tener una buena salud, PERO no lo es todo, diosa.

Sí, me temo que todas estas conversaciones sobre la nutrición y las dietas pasan por alto un componente vital de lo que hace falta para estar sana y vivir en un cuerpo que ames. El vínculo que falta es:

> **Comprender tu relación con la comida.**
> **El alma de quién eres como persona que come.**

Esto es absolutamente vital para un cambio duradero, y la razón por la cual los cambios a corto plazo en la dieta no funcionan ni funcionarán nunca para nosotras.

Los nutricionistas nos dicen: «Come esto. No comas eso». Estas evaluaciones se basan en los valores nutricionales, las calorías, los gramos, las vitaminas y el contenido en nutrientes, y éstas son las normas que deberías seguir; y estoy segura de que todos estos artículos, libros y expertos están en lo cierto en sus estudios. No se puede negar que si han pasado veinte años estudiando la nutrición, probablemente sepan mucho acerca del tema del que hablan.

Pero eso no es **todo**.

La nutrición no habla de tus pensamientos, sentimientos y emociones antes y después de comer. La nutrición no se ocupa de los otros componentes cambiantes de tu vida, tus relaciones, tu vida laboral y cómo afecta *eso* a tu alimentación. La nutrición simplemente se queda en la superficie de toda la historia que se está dando en tu vida.

> **La comida no suele ser el problema en absoluto,
> sino sólo el síntoma.**

La forma en la que uses la comida puede apuntar hacia un área de tu vida que necesite de atención urgente. Puede que se trate de una relación, del ambiente en tu hogar, de tu carrera profesional, de tus finanzas, de tu espiritualidad o de cómo te estés expresando o reprimiéndote cada día.

La nutrición no abarca la psicología que hay tras tus decisiones a la hora de preparar la comida o lo que sientes en tu corazón y tu alma cuando decides qué comer.

Por lo tanto, si estás basando todas tus elecciones relativas a la comida solamente en la ciencia, es probable que no estés viendo la imagen global.

Podrías estar comiendo un gran cuenco de ensalada, pero si te estás llenando la boca con ella frenéticamente, de modo que no tengas que lidiar con el malestar en tu relación, ¿sigue haciendo eso que sea saludable?

El kale también puede ser un arma, ¿sabes?

Ciertamente, no es un arma de destrucción masiva del mismo nivel que una hamburguesa con queso o un perrito caliente, pero cualquier alimento puede ser perjudicial si lo consumes con un cierto enfoque.

> *Ahora ya no gira todo en torno a la comida.
> En realidad, nunca lo hizo.
> Consiste en toda tu mentalidad
> en torno al hecho de comer.*

Cuando era una comedora compulsiva de forma consecutiva, seguía haciendo lo que pensaba que era **posible** por comer de forma saludable. Esto implicaba que me atiborraba de bandejas enteras de dátiles Majhul, chocolate vegano crudo, una amplia selección de bolsas de frutas pasas y frutos secos, y que engullía tarrinas enteras de mantequilla de almendra o de cacahuete en una semana.

¡Todos alimentos saludables! ¡Todos ellos parte de mi dieta saludable! Pero seguía dándome atracones con ellos como una loca y perdiendo el control por completo.

Era una alimentación completamente emocional, y yo estaba metiéndomela a paladas en el cuerpo mecánicamente, completamente desconectada de cómo se estaba sintiendo mi organismo o de aquello con lo que no quería lidiar en ese momento (las mudanzas, tener una trayectoria profesional insatisfactoria, añorar una mayor intimidad, sentirme desesperada por sentirme comprendida).

Para una persona ajena a todo esto, seguro que mi dieta era saludable, pero mi *relación* con la comida distaba mucho de ser sana.

Llegaste a este mundo con un objetivo,
y tu relación con la comida está aquí para
orientarte sobre cómo rellenar los vacíos.

En lugar de estar enfadada con tu cuerpo o airada con tu relación con la comida, deja de someterlo a base de golpes: deja de luchar. Tratar tu relación con la comida con pensamientos agresivos y negativos nunca conducirá a un buen final.

Las relaciones deben promoverse para crecer y florecer en forma de algo hermoso. Acepta exactamente el lugar en el que te encuentras y confía en que es exactamente donde se supone que debes estar. Abre tu mente para escuchar a tu cuerpo y ser honesta con respecto a cómo le tratas.

Vivimos en un mundo que nos desconecta de la sabiduría de nuestro cuerpo y nos proporciona muchas distracciones externas y razones para evitar mirar hacia nuestro interior. Cuando dejas fuera el caos y te prestas atención de verdad a TI, a tu vida y a tu cuerpo (como diosa y como persona que come), puede que lo que descubras te sorprenda.

Puede que experimentes que grandes momentos en los que se te enciende la bombilla se desvanezcan. Quizás haya sucesos de tu pasado en el fondo de tu mente con los que no esperabas tener que volver a lidiar. No te cierres en banda a ellos.

En lugar de eso, dales la bienvenida a la discusión con una mentalidad abierta y hazlo lo mejor que puedas para escuchar qué es lo que puede que estén intentando decirte.

Presta atención

Para sumergirnos de verdad en nuestra relación con la comida, debemos ser maestras en cuanto a observarnos a nosotras mismas. Tu relación con la comida está aquí para enseñarte cosas y, si eres una alumna voluntariosa, puedes aprender muchas lecciones inestimables que te cambiarán la vida. Así pues, considérate la mejor estudiante del colegio. Te encuentras en TU escuela.

> *Estás aquí para enamorarte de ti. Estás aquí para ganar la batalla que se está dando en tu cabeza. Estás aquí para aceptarte completamente y para dejar que el amor entre y te inunde.*

Pero antes debes aprender a fijarte en ti con paciencia y amabilidad.

Observa tus hábitos detenidamente y fíjate con cuidado en tus patrones comportamentales antes y después de comer. Examina cómo te sientes en cada momento. Pregúntate: ¿cómo me siento antes de comer? ¿Cuáles son las razones subyacentes a mi consumo de alimento?

Sé realmente honesta con respecto a por qué decides comer. ¿Querías comer de verdad o te viste presionada a comer por otra persona? ¿Era un hábito que seguías sin pensar? ¿Había una emoción empujándote a comer o se trataba del apetito natural de tu cuerpo? Si no lo sabes, ocúpate de saberlo.

Tu relación con la comida es tu maestra: Sé una estudiante voluntariosa

Respeta a tu maestra igual que harías en la escuela. Si no prestas atención a las lecciones que tu relación con la comida está intentando enseñarte, éstas seguirán apareciendo, año tras año, hasta que estés atenta y escuches. Aquello a lo que te resistas persistirá.

Cada patrón no deseado o reto relativo al consumo de alimentos tiene una lección en su interior. Cada mal hábito alimentario que percibas como un problema trae consigo conocimientos y un mensaje oculto, y es tarea tuya descubrir en qué consisten.

Cuando empieces a fijarte en tus pensamientos, en lugar de aceptar pasivamente los mismos patrones, empezarás a ver que posees el poder de modificar esos pensamientos y, por lo tanto, tu mentalidad en lo concerniente a la comida y a todo lo demás en tu vida por completo.

Un pez no puede ver el agua porque está en ella.
A veces no puedes ver tus pensamientos y hábitos
porque simplemente estás muy absorto en ellos.

Empieza por fijarte en tus procesos de pensamiento y en tus sentimientos como si fueras una persona ajena que estuviera echando un vistazo. Estudia tus sentimientos y observa tus pensamientos. Es importante que no juzgues tus pensamientos: simplemente respira y observa. Sé curiosa. Sé inquisitiva.

Cuando empieces a hacerlo, estarás sintonizando con tu cuerpo de una forma completamente nueva y conectando tus procesos de pensamiento con tus acciones relacionadas con la comida. Pregúntate:

- ¿Qué puedo hacer para apoyarme a mí misma lo mejor posible ahora?
- ¿Cuál es la excusa favorita que empleo o cuál es la forma en la que me saboteo a mí misma?
- ¿Qué patrones estoy percibiendo?

No juzgues lo que te venga de vuelta. Simplemente obsérvalo y dite a ti misma: «¡Qué curioso que es esto: debo investigar más!».

Tu relación con la comida es exclusivamente TUYA

Aquí no hay atajos, pero ya lo sabes, porque comprendes que las dietas no te han funcionado a largo plazo.

Si tienes una relación desafiante con la comida, confía de forma innata en que, por supuesto, estás aquí para empezar a sanarla, para atar cabos y para volver a fomentar que regrese al lugar que le pertenece. Tu relación con la comida está aquí para ayudarte a destapar los mensajes ocultos tras tus hábitos y el porqué.

¡Estás aquí para vivir una vida plena y profunda!

Tus hábitos alimentarios no deseados puede que te estén gritando que un área concreta de tu vida no está en paz. Si escuchas y te fijas en lo que están intentando enseñarte, podrán guiarte en la dirección conducente a la vida más profunda y hermosa que podrías imaginar.

¿Podría eso *ser* más emocionante?

Ésa es la razón por la cual tengo tantas clientas con las que finalizo nuestro trabajo juntas y, semanas después, me envían un *email* diciendo:

«Mel, no te lo vas a creer. Finalmente he dado por terminada mi relación horrible e insatisfactoria con ese tipo, y me siento mucho más conectada conmigo misma y más feliz».

O

«Desde que finalizamos nuestro trabajo, me he dado cuenta de lo infeliz que me hace mi empleo, así que he decidido, finalmente, coger al toro por los cuernos y dejar mi puesto de trabajo para perseguir mis sueños».

Ya no se trata de la comida en absoluto. Todo tiene que ver con la autoestima. El alimento, tal y como he dicho antes, no es más que el síntoma.

Cuando destapas los mensajes subyacentes a lo que está motivando tu alimentación emocional, la ganancia de peso o unos hábitos alimentarios no deseados, las posibilidades son inagotables. Pierdes el peso que no deseabas tener y eres libre de vivir la vida de tus sueños: una vida con una finalidad, de realización del alma y de magia. Y no sólo eso, sino que, además, lo estás haciendo en un cuerpo en el que te encanta vivir.

Cómo saber si eres adicta a las dietas yoyó

En caso de que estés sufriendo con un cierto grado de negación, como solía pasarme a mí, déjame que te eche una mano. Las características clásicas de la gente que sigue dietas yoyó incluyen:

- «Empezar de nuevo» el lunes.
- Monitorizar todo lo que comes.
- Estar siempre atraída por la siguiente dieta de moda.
- Comprar siempre el siguiente libro nuevo sobre dietas.
- Querer saber siempre qué come la gente.
- Querer saber siempre cuánto pesa la gente.
- Querer saber siempre qué dieta sigue la gente.
- Decir siempre a la gente que «no estás en el buen camino ahora» o que «necesitas volver al buen camino».
- Decidir siempre eliminar algo nuevo.
- Comparar siempre tu cuerpo con el de otras mujeres.
- Saber siempre exactamente cuánto pesas.
- Definir tus semanas en forma de días «buenos» y días «malos».
- Esforzarte por «comer limpio» durante la semana para darte atracones el fin de semana.

Sé todo esto porque yo seguí dietas yoyó como una profesional durante algunos años: perdía y volvía a ganar los mismos catorce kilos *una y otra vez* empleando distintos métodos.

Cada lunes tenía una nueva norma o un nuevo plan de comidas (los planes de comidas no son más que dietas disfrazadas). El martes me sentía como una santa, como si fuera realmente virtuosa en ese momento. A mediados de la semana estaba aburrida y estaba planeando mi atracón del fin de semana. Llegado el viernes estaba engullendo como si nunca en mi vida hubiese visto comida, y el domingo ya me había puesto hasta arriba de comer hasta el punto en el que me autodespreciaba y, frecuentemente, sentía dolor físico.

Los domingos por la noche diseñaba mi nuevo plan: un nuevo conjunto de normas. Esa semana… *esa semana sería diferente.* Sería *incluso más estricta,* o eliminaría incluso más grupos de alimentos. Los lunes por la mañana me despertaba, me pesaba (me odiaba) y volvía a empezar.

Me engañé a mí misma pensando que si podía, *simplemente, encontrar el conjunto adecuado de normas* o si, *simplemente, tenía la suficiente disciplina* para aguantar algunas semanas y así empezar a ver resultados, tendría el cuerpo de mis sueños y, por lo tanto, la vida de mis sueños. Después de todo, posiblemente no podría conseguir nada que quisiera mientras mi cuerpo no se encontrara donde yo quisiera que se encontrara, ¿verdad?

Mi vida no podría empezar de verdad hasta que hubiera arreglado antes mi cuerpo.

Cuando la comida te habla

Suena como una locura, ¿verdad?; pero sientes como si la comida *te estuviese hablando realmente*. Desde dentro de los armarios. Desde el interior de la nevera. Sientes como si estuviese pronunciando tu nombre, haciendo que vayas y te la comas. Te ves engañada para pensar que eres *tú* quien controla a tu comida, pero si eres honesta, sabes que lo cierto es lo contrario. Cada uno de tus pensamientos lo dedicas a los alimentos, a tu siguiente comida, a tus normas.

Y la comida te está hablando, apremiándote a romper estas normas cuidadosamente establecidas. Te sientes fuera de control en lo relativo a la comida. Sientes que la comida dirige, literalmente, tu vida, que dirige tu mente.

Pero empezar una dieta nueva nunca hará que eso cambie.

¿Por qué?

Es resultado *directo* de la propia industria de las dietas.

Frecuentemente sentía que era muy adicta a la comida y solía preguntarme si era así como se sentían los drogadictos. Después de todo, es lo mismo, ¿no?: usar la comida, el alcohol, las drogas, el sexo o cualquiera que sea el vicio escogido para insensibilizarte y «lidiar» con áreas de tu vida que no sientas que están equilibradas.

La diferencia es que las personas que abusan del alcohol y de otras sustancias pueden ir a rehabilitación. Pueden practicar la abstinencia y «alcanzar la sobriedad». Pueden, si se lo proponen de verdad, abandonar repentinamente su adicción y «dejar de consumir». No podemos hacer esto con la comida. Cuando intentamos practicar la abstinencia de nuestras adicciones a la comida, se trata de una dieta. Esto, por supuesto, empeora nuestra relación con la comida, lo que hace que la adicción se convierta en una fuerza todavía más poderosa. Madre mía…

Después de todo, no podemos abstenernos de la comida para siempre.

Por lo tanto, no tenemos más opción que dar con una forma de vivir en armonía con la comida. La comida no va a desaparecer en el futuro cercano. Prestar atención a tu relación con la comida es clave, y abandonar la mentalidad de las dietas es crucial si quieres acabar por completo con esos patrones de alimentación no deseados y que son de locos y acabar por comprender qué se siente al ser «normal» con respecto a la comida y vivir en un cuerpo sano y feliz de por vida, sin vergüenza ni censura.

Sólo te sientes «fuera de control» en lo tocante a la comida porque has estado intentando, desesperadamente y en primer lugar, controlar tu comida.

¿Es la comida amiga y enemiga?

La comida lo consigue.

Te toma en sus brazos y te abraza al final de un día estresante, o cuando tu vida amorosa se derrumba… Pasas buenos momentos con la comida. La comida te hace sentir muy feliz.

Vuestra amistad es un éxito de placer y consuelo al mismo tiempo. Ella te hace sentir con los pies sobre la tierra y segura. Ella es tu animadora cuando estás aburrida. Cuando necesitas mantenerte ocupada, la comida está ahí.

Cuando necesitas distraerte, sabes, con total seguridad, que puedes confiar en la comida para conseguirlo; o cuando necesites que te calmen, la comida lo hará. Ella te apoya.

Pero… sabes que un día (con el accionamiento de un interruptor), esta «amiga» vendrá a por ti.

Sin previo aviso, la comida te conduce por una espiral descendente de **autodesprecio.** Te hace sentir que **no eres digna, ni hermosa, ni merecedora de amor.** Te hace sentir pequeña.

La comida disfruta bajándote los humos. Te dice que **no eres lo suficientemente buena** tal y como eres, que deberías hacer cambiar tu cuerpo antes de que se te permita ser feliz.

Odias el malestar: el dolor, la culpabilidad y la vergüenza; pero por alguna extraña razón te convence de que te lo mereces. Y aquí vuelves a encontrarte: en guerra contigo misma una vez más. Parece que, después de todo, la comida no era tu amiga.

Las relaciones y amistades tóxicas NO te sirven.

O te alejas de la relación o la sanas con confianza, respeto y amor.

No puedes sanar una relación tóxica dedicándole más odio y peleas. Simplemente no funciona, y como no puedes alejarte de tu relación con la comida, parece que estás aquí para empezar a sanarla.

Esta relación de amor-odio, de doctor Jekyll y míster Hyde que tienes con la comida… **está destruyendo tu espíritu poco a poco.** *No se puede crear nada lleno de amor si permitimos que la comida desencadene nuestro autodesprecio.* La forma de recuperar nuestra amistad con la comida consiste en *recuperar primero tu amistad contigo misma y con tu cuerpo.*

Tienes la capacidad de hacer que tu amistad con la comida sea cariñosa.

Una amistad alegre, equilibrada y bidireccional en la que ganes. Puedes amar la comida y quererte a ti misma al mismo tiempo.

Pero si quieres hacerlo, debes detener la pelea.

Sólo ganas de verdad cuando dejas de pelear.

Y en lugar de ello empiezas a amar.

. . . .

La diosa Emma

«Ahora ya no hay culpabilidad ni vergüenza en torno a la comida. Escucho todo lo que quiere mi cuerpo y se lo doy en abundancia».

Había tenido sobrepeso durante toda mi vida, y aunque en ocasiones eso me había aislado mientras crecía, sabía que siempre podía tragarme mis sentimientos e intentar que no me afectaran demasiado. Eso fue hasta 2013, cuando después de haber tenido tres hijas guapísimas, supe que había llegado el momento de hacer algo con respecto a mi peso porque quería estar sana para ellas.

Había probado dietas antes, pero en esta ocasión me apunté a un club de adelgazamiento y a un gimnasio y me ceñí a ello. Perdí diecinueve kilos el primer año, pero luego empezó a volverse más duro y ya no sentía que fuese saludable, así que lo dejé. Pasé el siguiente año subiendo y bajando de peso (efecto yoyó) con distintos planes, otros clubes de dieta/contar calorías/dieta pobre en carbohidratos/dieta paleo, buscando la opción perfecta que me ayudara a perder peso.

Por fuera hacía ver que me encontraba bien, pero por dentro me estaba desmoronando. Estaba intentando controlar aquello que nunca debería controlarse, y eso estaba cobrándose un precio en el resto de mi vida. Sé que fue muy difícil convivir conmigo en esa época. Era adicta a pesarme varias veces al día, no comía fuera de casa a no ser que lo hubiera planeado meticulosamente y me sentía culpable si me desviaba del plan, y entonces pasaba días intentando deshacer el daño. Era como un hámster en una rueda de la que no pudiese salir. Me sentía atascada, harta y triste. Sabía que no les estaba mostrando a mis hermosas hijas la forma correcta de vivir la vida, pero no sabía cómo parar... hasta que conocí a Mel.

Ahora amo mi cuerpo y estoy orgullosa de él por la fortaleza que tiene y lo que puede hacer. Adoro el hecho de que nos haya dado tres hijas preciosas. De acuerdo, tengo algo de sobrepeso, pero no es gran cosa porque ahora estoy sana, y el gimnasio y las pesas están cambiando mi cuerpo enormemente, y me encanta. No me malinterpretéis: a veces decido darle demasiado chocolate o al vino, pero ahora eso es elección mía y lo reconozco, y no hay normas que seguir aparte de las mías. Soy libre y es increíble.

Ahora dispongo de la confianza para perseguir mis sueños y voy a aprovechar cada oportunidad que me encuentre en mi camino.

• •

Cultura de la dieta:
piensa en que su cuerpo debería tener
un cierto aspecto…
y se come tres magdalenas,
alubias en salsa sobre una tostada,
toda una bandeja de galletas,
todo lo que pille en su camino
y mucho más.

Ninguna dieta te va a salvar. Eres tú quien tiene que hacerlo

Aquí tenemos el trato, diosa.

No eres *tú* la que sigue fracasando con la dieta, ¿de acuerdo?

Las dietas no funcionan, y punto.

Están *diseñadas* para no funcionar, y el 95 % de las mujeres que siguen dietas y pierden peso vuelven a recuperarlo todo en el transcurso de un año.

¿Por qué? La dieta no está, en esencia, llegando a la raíz del problema de tus hábitos alimentarios no deseados o del odio hacia tu cuerpo. La dieta apenas está arañando la superficie y, a largo plazo, está haciendo, de hecho, más mal que bien.

El pequeño porcentaje de personas que experimentan transformaciones con grandes pérdidas de peso y que las conservan de por vida son aquellas que han aprendido a volver a conectar con su cuerpo. Son las que desechan las normas y en lugar de ellas crean estilos de vida saludables que adoran.

No eres *tú* la que no lo consigue o la que no puede repararse. No estás sola, y no tienes que glorificar la «fuerza de voluntad».

La fuerza de voluntad

Sólo puedes llegar hasta un cierto punto cuando te basas únicamente en tu propia fortaleza, fuerza de voluntad y disciplina para que lleven a cabo el trabajo.

«Si simplemente tuviese más fuerza de voluntad, seguiría mi dieta a rajatabla. Lo *clavaría* con esto de la dieta».

«Sigo la dieta paleo. Sólo necesito una mejor disciplina».

«Si tuviese más fuerza de voluntad, volaría».

¿Qué pasaría si te dijese que no consiste en la fuerza de voluntad ni en la disciplina en absoluto?

¿Qué sucedería si te dijera que «no tener mucha fuerza de voluntad» podría, de hecho, ser una de las mejores cosas que te pasasen?

«No tener fuerza de voluntad» significa, en realidad, que estás conectando con tu cuerpo y escuchándole cuando se comunica contigo. Significa que cuando tu cuerpo quiere rebelarse contra tus normas, eres capaz de escucharle alto y claro, y que quieres escucharle.

No estamos hechos para seguir normas y desconectar emocionalmente de nuestro cuerpo.

Ésa es la razón por la cual los planes de comidas no funcionan. No son más que un conjunto de normas que seguir. La mayoría de nosotras somos criaturas sensibles e intuitivas, y acabaremos por querer romper estas reglas, tanto si somos plenamente conscientes como si se trata de un deseo subconsciente de sabotearnos a nosotras mismas.

¿Cómo te sientes *después* de romper estas normas en torno a la comida?

¿Fatal? ¿Como si hubieses fracasado? ¿Como si te hubieses descarriado? ¿Como si tuvieses que compensarlo o revertirlo lo antes posible? O dices: «Bueno, podría dar esto por perdido el resto del día (o del fin de semana) y empezar de nuevo el lunes». *(Las dietas siempre empiezan en lunes, ¿verdad?)*.

Aquí tenemos lo que sucedió de verdad:

La intuición natural de tu cuerpo entró en escena y dijo: *«No me gustan estas normas. No quiero seguirlas más. Yo sé hacerlo mejor».* Y todo lo que hiciste fue prestar atención y escuchar; pero probablemente se te fue la mano porque estás muy acostumbrada a estar desconectada y has glorificado el sentimiento de tener «el control».

Hay muchas razones que nos llaman a comer, por lo que es muy improbable que un plan de comidas o un conjunto de normas tengan en cuenta:

- Tus antojos
- Tu agenda social
- Tus hormonas
- Tu estilo de vida
- Tus relaciones
- Tu nivel de actividad física
- Lo cansada que estás
- Tu estado mental de bienestar
- Tu nivel de hidratación
- Tu tipo de cuerpo
- Tu genética
- El clima en el que vives

Este ciclo de empezar dietas y fracasar con ellas puede parecer interminable, y eso se debe a que para eso es exactamente es para lo que están diseñadas. Las dietas están diseñadas para que fracases y que así regreses para volver a intentarlo.

Tu cuerpo acaba muy confuso con todos los altibajos. En primer lugar, estás intentando tener una disciplina y fuerza de voluntad potentes, y entonces, en el momento en el que tu intuición entra en escena y rompes estas normas te castigas por ello y acabas en una espiral de autoodio; y esto te hace sentir peor que antes y más en guerra con tu cuerpo que al principio.

Pero, *pese a ello…,* empiezas de nuevo el lunes siguiente diciéndote que *esta vez… esta vez tendrás más disciplina y una mejor fuerza de voluntad.*

Imagina cómo sería estar libre de normas y estar completamente conectada con tu cuerpo en todo momento. Nunca te darías atracones, nunca comerías en exceso y nunca necesitarías empezar una dieta nueva otra vez. Imagina, simplemente, mantener una conversación constante y tranquila con tu cuerpo y saber cómo se siente.

Nuestro mayor miedo sobre lo que sucederá cuando «escuchemos a nuestro cuerpo» es «que simplemente acabaremos consumiendo comida basura todo el día: que enfermaremos y que ganaremos peso». Nuestro mayor miedo es que escuchar a nuestro cuerpo nos conducirá a consumir los alimentos «incorrectos», lo que a su vez nos hará sentir infelices y estar gordas.

La cultura de la dieta
nos conduce a creer que somos unas inútiles
si no tenemos unas normas y una estructura.

Pero no necesitas normas y estructura. Necesitas rendirte y confiar en tu cuerpo; pero también necesitas una buena educación en lo relativo a la alimentación, la vida saludable y cómo cuidar de ti misma y cómo escuchar correctamente. Debes comprender la diferencia entre los antojos emocionales y las verdaderas ansias motivadas por el hambre.

Lo cierto es que la mayoría de la gente no tiene ni idea de lo maravillosamente que puede sentirse realmente su cuerpo cuando le alimentan correctamente y le escuchan y conectan con él todos los días de la semana.

Cuando desarrollas la mentalidad adecuada en lo concerniente a tu comida y tu cuerpo, los dos sintonizan tan fantásticamente que realmente *sabes* qué quiere ingerir para sentirse lo mejor posible.

Dejas de sentirte atraída por la comida basura y empiezas a comer lo que hará que tu cuerpo se sienta de maravilla. A veces quieres un zumo verde, y en ocasiones quieres chocolate.

Honra a tu cuerpo;
él es mucho más sabio de lo que crees.

Existe una conexión divina entre tu mente, tu comida y tu cuerpo, y una vez que la domines, te servirá de por vida; y te reirás en la cara de las nuevas dietas que intentarán tentarte para alejarte de ese camino.

Puede que pienses, en este preciso momento, que tu cuerpo tiene antojos de comida basura. Puede que te engañes diciéndote a ti misma que eres una «adicta al azúcar». Sin embargo, es más probable que hayas quedado atrapada en un patrón de hábitos no deseados que están siendo motivados por tus emociones, y *no* por el azúcar en sí mismo. Tu cuerpo más sano y feliz no tiene ansia de azúcar. Tiene antojo de un estilo de vida exuberante lleno de las vitaminas y minerales que necesita para funcionar a su máximo potencial, para respaldarte de por vida.

Días buenos, días malos, la vía y el vagón

Deja de juzgar tus días clasificándolos en las categorías de «buenos» o «malos».

Deja de etiquetarte como «el en buen camino» o «en el mal camino» o, de forma parecida, como «sobrio» (en el vagón) o «en una recaída» (fuera del vagón).

Descarta el camino.
Descarta el vagón.

La vida es un torrente constante de decisiones. Esto incluye las elecciones relativas a la comida. El camino y el vagón son una ilusión. Tú las has creado como forma de juzgarte basándote en tus elecciones y la presión a la que te has sometido a ti misma para permanecer dentro de ciertos límites.

Cuando asumas la responsabilidad por todas tus elecciones no sentirás la necesidad de dar por perdido un día entero como si se tratara de un día «malo».

¿Y si hoy hubieras tomado una decisión relativa a la comida que no era fiel a cómo te quieres sentir y a tu cuerpo no le encantara? No pasa nada. Esas cosas suceden. Eres humana. Aprende de ello y sigue adelante, y haz que tu siguiente elección sea más positiva e intuitiva.

Permanece en un estado constante
de aprendizaje de tu propio cuerpo
y de lo que te dice.
Eres una alumna de ti misma.

Cuando la fastidies,
te saltes una sesión de ejercicio
o consumas una comida que no esté
en sintonía con cómo quieres sentirte en tu cuerpo,
eso no te convertirá en una mala persona.
Te hace humana.
Aprende de ello y sigue adelante.

Control frente a intuición

Cuando éramos niñas no se nos enseñó a modificar lo que comíamos. No se nos enseñó a evitar los carbohidratos y a vigilar nuestro contenido en grasa y, ciertamente, no nos enseñaron a contar calorías.

Pero en algún punto del camino se nos hizo creer que necesitábamos implementar un plan con respecto a nuestra comida: vivir bajo una cierta etiqueta, dieta o conjunto de normas. Esto te hace sentir como si ostentases el control y tuvieses tus ideas claras, ¿verdad?

Lo contrario al control es la rendición. Confía en tu propia intuición. Tu intuición es tu mejor don. No la ignores.

Lo cierto es que la mayoría de nosotras simplemente no confiamos en que nuestro cuerpo tome las decisiones correctas. Pensamos que si no modificamos lo que comemos de algún modo, entonces simplemente haremos el vago todo el día, consumiendo alimentos basura azucarados durante el resto de nuestra vida.

Sabemos que ésta no es la forma de sentirse bien. *Sabemos* que eso no es lo que queremos, pero vivimos atemorizadas por ello, así que recurrimos a buscar normas que nos regulen.

- ¿Por qué necesitamos el control?
- ¿Qué te estás esforzando ya por controlar?
- ¿Qué parte de tu vida te sientes que no controlas?

Sólo sentimos que «no controlamos» la comida cuando hemos intentado desesperadamente *controlarla*. Si dejases de intentar controlarla, nunca sentirías, a su vez, que «no la controlas».

Acepta el desorden de la vida y haz frente a aquello con lo que estás batallando. Pregúntate por qué estás usando la comida como intento para controlar ciertas partes de tu vida. Las respuestas no se encuentran en otra dieta o plan de comidas. Las respuestas las encontrarás cuando seas brutalmente honesta contigo misma y te hagas preguntas sobre TI.

La comida no es el problema: es el síntoma.

¿Qué pasaría si nos librásemos de la necesidad de controlar?

Regresa a tu cuerpo

Tu cuerpo se muere porque regreses a casa.

Tu cuerpo está desesperado por volver a conectar.

Tu cuerpo está esperando a que regreses a él.

Tu cuerpo nunca te abandonó ni te dejó.

Tu cuerpo es tuyo de por vida. Sí: deja que eso se vaya asimilando.

Dispones de este recipiente para el resto de tu vida.

Es tu hogar. No puedes cambiarlo por otro.

Así pues, ¿cómo has estado tratando el hogar en el que vives?

¿Has estado ignorándolo?

¿Faltándole al respeto?

¿Alimentándolo con autoodio, castigo y culpabilidad?

¿Engullendo comida sin ni siquiera saborearla ni permitir que se digiera?

Regresa al hogar, a tu cuerpo.

Haceos amigos y haz que se sienta querido.

Él nunca te abandonó.

Te está esperando.

No estás rota

No necesitas arreglos.
No eres diferente.
Tú eres especial, pero no eres especial.
Todos somos iguales.
Todos somos plenos.

......

Todos somos perfectos debido a nuestras hermosas imperfecciones.

Cuando has seguido dietas durante mucho tiempo (o si has batallado con tu relación con la comida) crees firmemente que *tu cuerpo* es diferente al de los demás. Crees que *estás rota* o que hay algo que, intrínsecamente, no está bien en ti. Sé esto porque yo lo creí durante años.

Puede que tengas unas convicciones tóxicas limitantes de que no eres digna de amor, que no vales la pena y que no eres hermosa debido a las imperfecciones de tu cuerpo o por el aspecto que tiene cuando te encuentras desnuda frente al espejo, criticándolo. Puede que creas que todos los demás logran ser felices ahora, pero tú no puedes serlo. Tú no te lo mereces. No hasta que hayas arreglado tu cuerpo.

Probablemente tengas un montón de historias sobre tu cuerpo que te explicas a ti misma. Te convences de que eres especial (estás rota), de que tu cuerpo es distinto al de todas las demás, y que necesitas implementar una enorme cantidad de normas o pasar tu vida buscando el plan perfecto que te haga feliz.

Siento ser dura, pero todo esto es una completa gilipollez.

No te preocupes. No eres una mala persona. Simplemente estás acostumbrada a la forma en la que la cultura de las dietas te ha hecho sentir contigo misma.

- Las dietas refuerzan continuamente la idea de que necesitas arreglos.
- Las dietas te inculcan la creencia de que debes arreglar tu cuerpo antes de que se te permita ser feliz.

Nos permitimos vernos dominadas por estos pensamientos, e incluso nos rendimos ante el hecho de que nunca estaremos verdaderamente bien. La comida siempre supondrá una batalla. Estoy aquí para decirte lo contrario. La libertad y la felicidad pueden ser *tuyas de por vida*, y nunca tendrás que volver a hacer dieta. Cuanto antes rompas el libro de normas, antes podrás ser feliz y podrás, de verdad, empezar a recuperar tu vida.

La báscula sólo te dirá el valor numérico
de tu efecto sobre la fuerza de la gravedad.
No te dirá lo hermosa que eres,
lo querida que eres
o lo maravillosa que eres.

Cuando haya perdido cinco kilos...

La vida es corta. No dejes pasar el 95 % de tu vida simplemente por pesar un 5 % menos.

No eches la vista atrás, dentro de veinte años, deseando haberte arriesgado más, haberte permitido vivir esas locas aventuras, haberle dicho a alguien cómo te sentías, haberte puesto aquel vestido maravilloso, haberle pedido salir a esa persona...

Esos pocos kilos de más que quizás tengas no se interponen en tu camino. No permitas que eviten que vivas la vida de tus sueños.

Puede que esos pocos kilos de más no encajen en tu idea preconcebida del aspecto que tiene la «perfección», pero, de hecho, representan tu vida y, muy probablemente, el lugar en el que tu cuerpo quiere encontrarse de forma natural. Representan tu libertad, tu capacidad de perdonarte y quererte, tu espontaneidad y tu diversión.

Esos recuerdos inolvidables...

Las comidas en fantásticos restaurantes nuevos... Ese pastel por el que tu abuela es famosa y con el que le encanta sorprenderte... La botella de champán que abriste para celebrar el nuevo empleo de tu amiga... Esa romántica cita nocturna con tu amante... La pizza que compartiste mientras estabas viviendo aventuras en una nueva ciudad... Ese *brunch* interminable para ponerte al día con tus amigas favoritas...

Uno de los mayores problemas con la cultura de las dietas es que acabas explicándote la misma vieja historia: «Si simplemente batallo ahora durante un rato, entonces se me permitirá ser feliz y disfrutar de esas celebraciones propias de la vida más adelante».

- *Entonces* tendré el cuerpo que deseo, por lo que podré vivir la vida que deseo.
- *Entonces* tendré confianza para tener citas.
- *Entonces* iré a por ese ascenso en mi trabajo.
- *Entonces* me haré esa sesión de fotos.
- *Entonces* reservaré esas vacaciones y me compraré bikinis.
- *Entonces* me compraré ese bonito conjunto que quiero…

Nos negamos el placer y la felicidad hasta que tenemos lo que consideramos un cuerpo perfecto. El gran problema con esto, por supuesto, es que significa que literalmente millones de nosotras en todo el mundo estamos *esperando* a perder peso antes de permitirnos vivir nuestra vida, atrapadas en un ciclo interminable de dietas que no funcionan.

¿A quién conoces que perdiese mucho peso haciendo dieta y que luego viviese feliz para siempre jamás en paz completa con su cuerpo y su comida?

Lo más probable es que, si conoces a alguien que haya tenido éxito a corto plazo con una dieta y haya perdido peso, todavía no esté en paz con su cuerpo. Puede que se siga reprendiendo frente al espejo, quizás siga sintiendo la necesidad de ceñirse a normas en lo tocante a la comida y de colocar los distintos alimentos en cajas, a modo de puntos, pecados o calorías, y de castigarse por ir contra del sistema que anteriormente le había funcionado tan bien.

La mayoría de las mujeres no hacen, simplemente, dieta, la completan y luego viven felices y libres durante el resto de su vida. Lo más probable es que luchemos para alcanzar un objetivo final (y luego nos preguntemos por qué somos infelices cuando llegamos ahí) o que iniciemos una dieta, fracasemos unas veinte veces, luego nos demos completamente por vencidas y nos hundamos en un agujero negro de autodesprecio, diciéndonos: «Simplemente no tengo la suficiente fuerza de voluntad».

Incluso aunque completes una dieta y sientas que te ha funcionado, la probabilidad es que te vuelvas adicta a perseguir cifras. Quizás quieras perder incluso más peso. Puede que sigas queriendo pellizcar un poco de aquí y de allá: quizás perder un par de kilos más. Puede que sigas mirándote frente al espejo y dando con formas de desacreditar tu imagen.

La industria de las dietas nos hace perseguir un milagro que no existe. Nos hace creer que la felicidad es lo que vemos en el espejo o una cifra en la báscula.

> ***Sólo cuando nos demos cuenta***
> ***de que la felicidad es un trabajo interior***
> ***seremos capaces de abandonar la mentalidad***
> ***de la dieta para siempre.***

Cuando solía matarme de hambre para lograr mi «peso objetivo», alcanzaba esa cifra en la báscula a cualquier precio. Di el número y yo lo conseguía. Cuando alcanzaba esa meta, después de semanas sin comer, con dietas líquidas, sobrecargándome de cafeína y haciendo ejercicio como una posesa, ¿sabes qué?, seguía sin ser feliz.

Me miraba frente al espejo o me subía a la báscula y me decía: «Necesito, simplemente, perder otro par de kilos; o quizás cinco, para estar segura. Entonces estaré bien. Entonces estaré perfecta. Sólo un poquito más».

Vuelvo a mirar mis fotos de esa época y estaba alarmantemente delgada. Había hecho dieta como una loca, con la ilusión de que una vez que alcanzara mi peso objetivo me sentiría repentinamente cómoda en mi piel.

Pero el peso objetivo no era la respuesta. Seguía llevando ropa amplia para ocultar mi cuerpo. Seguía sin tener la confianza en mí misma para hacer las cosas que quería hacer. Seguía mirando mis fotos con lupa y seguía odiando a idea de tener que llevar un bañador en público. *Pero si sólo perdiese otro dos o cinco kilos, entonces estoy segura de que me encontraré bien.*

> ***La felicidad no es un número***
> ***ni una talla de vestido.***

He trabajado con modelos que muchas mujeres consideraban que tenían un cuerpo perfecto, y pese a ello, incluso estas chicas no son felices. *Incluso estas muchachas* se comparan con otras chicas que tienen a su alrededor, atormentándose por sus elecciones de alimentos o deseando tener una cintura más estrecha, un trasero más redondo, unos abdominales marcados, etc.

Estas muchachas son, literalmente, *personas imponentes,* y se les paga una pequeña fortuna por publicitar ropa y productos para las grandes marcas de diseño de moda.

De forma similar, he trabajado con mujeres culturistas y atletas que han hecho dieta y han entrenado sin parar para los eventos que preceden a una competición y que son admiradas por muchas aficionadas en ciernes a la buena forma física. Pese a ello, entre bambalinas, estas mujeres *siguen* sacándose defectos, deseando haber sido un poco más estrictas, tener unos abdominales más marcados, unos glúteos más definidos, comparándose con el resto de las mujeres en la competición, mirando sus fotos con lupa, y luego regresando a casa para darse enormes atracones.

Para el público puede que tengan *el físico perfecto,* pero ¿son estas mujeres (y miles de hombres, que también se ven afectados por la cultura de la dieta y por la búsqueda del cuerpo perfecto) verdaderamente felices después de haber hecho dieta, haber luchado por alcanzar la perfección y haber hecho un esfuerzo extremo?

Después de todo, ¿no es la felicidad lo que todos *queremos?*

Si no estamos luchando por ser felices, ¿qué estamos haciendo?

El camino hacia la felicidad no se encuentra en la dieta.

No se encuentra en las normas ni en la sensación de seguridad de ostentar «el control».

Estamos buscando la felicidad en todos los lugares equivocados.

Lo que de verdad estás persiguiendo (lo que de verdad estamos persiguiendo todos) es sentirte cómoda y feliz en tu propia piel. La respuesta a esto yace en tu relación contigo misma.

Tu relación con la comida.

Tu relación con tu cuerpo.

Todo lo demás en tu vida es un simple reflejo de la relación más importante en tu vida: la que tienes CONTIGO MISMA.

La diosa Shelley

«Me he dado cuenta de que cuantas más cosas buenas como, más brilla mi piel y ya no tengo ese aspecto preocupado o enfadado en mi rostro. Miro la comida y sé, al instante, si mi cuerpo se beneficiará de ella o no».

Sufrí una grave depresión posparto después del nacimiento de mi hija. Era una madre soltera joven y la comida era mi consuelo. El problema era que iba acompañada de unas normas estrictas. Podía comer lo que quisiera siempre que no superarse las 1200 calorías diarias.

Justo después de dar a luz, parecía un esqueleto. Sabía que eso no estaba bien, pero de algún modo me sentí muy orgullosa de poder ponerme mi ropa normal cuatro días después del parto. Al poco tiempo, toda mi vida giró alrededor del ejercicio y la comida, y me enfadaba si no iba al gimnasio o si había superado mi cuota de calorías. Sin darme cuenta, me vi atrapada en una vida que no quería, pero no podía ver una forma de salir, así que seguí adelante.

Gracias a Mel, he encontrado una nueva mentalidad positiva y he escapado. He dejado de contar calorías y sólo hago ejercicio cuando mi cuerpo lo necesita, y pese a ello nunca he sido más feliz ni he estado más sana en mi vida.

No puedo creer cuántas cosas han cambiado ahora... ¡Tengo una vida! ¡Una vida de verdad! ¡Una vida en la que puedo relajarme en mi propia piel, y mi mente está más centrada y es más positiva y feliz! Disfruto de cada día, escucho a mi cuerpo y sigo mi ritmo interior. ¡Es increíble!

Lo que de verdad estás buscando

«Sentirse bien es la principal intención».

DANIELLE LaPorte

Cuando perseguimos un cuerpo, un peso objetivo, una talla de vestido, un físico, no es el cuerpo en sí lo que deseamos de verdad, sino la sensación.

Queremos tan desesperadamente sentirnos cómodas en nuestro propio cuerpo, sentirnos bien con nosotras mismas, que perseguimos la sensación que creemos que este cuerpo traerá consigo, la sensación que creemos que esa cifra o talla de vestido traerán consigo.

Lo mismo pasa con las cosas materiales (coches, dinero, casas, ropa…, lo que sea). No queremos las cosas: queremos la sensación que nos decimos que experimentaremos con respecto a nosotras mismas cuando tengamos esas cosas: sensación de realización, de logro, de éxito. Sentirse conectada, amada, aceptada, plena, satisfecha.

Si nunca alcanzases el cuerpo o el peso objetivo que estás persiguiendo, ¿seguirías pudiendo encontrar la felicidad en tu interior?

De hecho, ¿qué pasaría si alcanzaras «el cuerpo de tus sueños» mediante el seguimiento de una dieta, pero la felicidad, el sentimiento de plenitud y la alegría nunca llegasen con él?

¿Podrías ser feliz aquí y ahora?

¿Podrías querer y respetar a tu cuerpo tal y como está ahora?

¿Podrías trabajar *con* él en lugar de en contra de él? ¿Tomar buenas decisiones para respaldar una visión de una buena salud dirigida por cómo te quieres sentir en lugar del aspecto que quieres tener?

No puedes castigar a tu cuerpo para que tenga una forma o talla. No puedes odiar a tu cuerpo para que se transforme en el cuerpo que quieres que sea. Si lo haces, estarás luchando una batalla que perderás durante mucho tiempo *(el resto de tu vida)*.

La única forma de conseguirlo es con amor, respeto, comunicación y paciencia.

Ganarás la batalla para siempre
cuando sueltes el arma y rehúses atacar
o ni siquiera participar en la pelea.

La comida no es tu enemigo.

La comida es un jugador del equipo.

Quiere alimentar a tu cuerpo, sostener tu vida.

El «estilo de vida» crudo, ecológico, vegano, paleo, sin azúcar, sin gluten y macrobiótico

Elimina la carne.

Elimina los productos lácteos.

Elimina los alimentos cocinados.

Elimina el azúcar, *después de convencerte de que eres adicta a él.*

Consume sólo alimentos ecológicos.

Haz ayuno hasta las 15:00 h.

No consumas carbohidratos después de las 16:00 h.

Elimina la cafeína: *espera, no, añade la cafeína, ya que acelera tu metabolismo.*

Come verduras, *pero no verduras ricas en almidón, ya que contarían como carbohidratos.*

Consume proteínas, *pero no comas carne, ya que es mala para tu salud.*

Come alimentos crudos. *Cocinar los alimentos destruye todos sus nutrientes.*

Consume productos lácteos como tu principal fuente de calcio, *pero no consumas productos lácteos porque están llenos de hormonas y antibióticos.*

Consume frutos secos, *pero no demasiados. Son grasas buenas, pero siguen siendo grasas. ¿Cuántos frutos secos son demasiados frutos secos?*

No consumas azúcar, excepto el azúcar natural. *El azúcar natural es bueno para ti, ¿verdad? Elimina eso... No consumas azúcar natural por-*

que a fin de cuentas sigue siendo azúcar, por lo que es malo para ti y te hará ganar peso.

Come fruta porque es muy buena para ti, *pero no demasiada, porque, después de todo, contiene carbohidratos y azúcar. Todo el azúcar es pernicioso.*

Come cereales, *pero no comas cereales, porque se supone que los humanos no tenemos que comer cereales.*

Consume alimentos ricos en carbohidratos y pobres en grasas, *pero consume también alimentos ricos en grasas porque tu organismo necesita grasas, y los ácidos grasos son realmente beneficiosos para la salud de tu corazón, pero no demasiados...*

Sigue la dieta paleo. *Mi amiga Suzy conoce a alguien que consiguió tener un 11 % de grasa corporal siguiéndola.*

Por otro lado, si escoges el veganismo estarás destinada a adelgazar. Todos los veganos son delgados, *pero, espera, acabo de leer este artículo en Internet que dice que los veganos no consumen suficientes proteínas.*

¿Estás muy abrumada?
Si no lo estabas, ahora ya lo estás.

Puede que hayas probado todo lo anterior. Quizás pasaras a consumir alimentos crudos o eliminases el azúcar, o dejases de ingerir productos lácteos y gluten o probaras con la dieta paleo o el veganismo. Puede que hayas estudiado todas las opciones mencionadas y que te hayas visto total y completamente abrumada, por lo que no hayas probado ninguna dieta porque el mero pensamiento te hace querer engullir galletas y helado a escondidas.

Un aspecto en común con todas estas dietas es que te proporcionan un conjunto de normas que seguir, lo que tiene un aspecto muy parecido al siguiente:

1. Come A, B y C.
2. No consumas X, Y y Z.

Suena muy sencillo, ¿verdad?

Ojalá fuese así. Independientemente de la dieta que escojas, debes seguir un conjunto de normas de las que querrás, subconscientemente, librarte.

No sigas a la multitud. Escoge no hacer dieta. Elige la antidieta. Opta por vivir libre de normas.

Estarás bien.
Se supone que la vida no consiste en acatar normas.
La libertad está gritando tu nombre.

. . . .

LA DIOSA GRACE

«Como realmente sano, pero nunca me niego nada que quiera de verdad. Sienta bien poder salir con mis seres queridos y disfrutar pasando tiempo con ellos, y no pensar constantemente en lo que estoy comiendo».

Diría que mis problemas con la comida comenzaron debido a la ansiedad relacionada con la salud, e intenté estar lo más sana posible mediante el consumo de una dieta «perfecta», lo que para mí implicaba sólo frutas y verduras. No me preocupaba tanto perder peso, simplemente quería estar sana; pero cuando empecé a perder kilos, estuve contenta en secreto y seguí intentando perder más, hasta que sólo pesé 35 kilos.

Ahora me doy cuenta de lo raro que era eso, pero me gustaba poder verme las costillas, y perder peso también se convirtió en una obsesión. Temía subirme a la báscula por si había ganado algo de peso, y me prometía iniciar una nueva dieta si eso pasaba. Sabía que mi familia estaba muy preocupada por mí. Dejé de menstruar y los médicos me dijeron que estaba poniendo en grave peligro mi salud.

Desde que empecé a trabajar con Mel, he aprendido a disfrutar de la comida de nuevo y a alimentar a mi cuerpo correctamente.

He ganado peso y me encanta consumir una variedad de alimentos distintos que no estaban «permitidos» antes.

En ocasiones me sigo sintiendo insegura, y tengo muchos remordimientos sobre la energía desaprovechada dedicada a hacer dieta, pero en general me siento mucho mejor conmigo misma y he empezado a centrarme en mis sueños de nuevo. La belleza es mejor tenerla en el interior que en el exterior.

• •

Cuando «la fastidies»,
te saltes una sesión de ejercicio
o pidas una pizza,
eso no te convertirá en una mala persona.
Te hace humana. Bienvenida al club.
Tiene unos siete mil millones de miembros.

❧

La solución nunca se encontrará en una píldora, un batido, un sobre o una infusión

Eso incluye las infusiones depurativas para adelgazar, las píldoras herbales, las píldoras de cafeína que «aceleran tu metabolismo y te ayudan a quemar grasa», las píldoras de dieta o para perder grasa, los batidos para reemplazar comidas, los suplementos y los extractos herbales procedentes de la cima de una montaña que te ayudarán «a perder una talla en una semana»...

Todo lo anterior.

Muchas empresas compiten por tu dinero: el sector de la pérdida de peso y las dietas tiene formas concretas y dirigidas de ganar dinero a partir de tu dolor, tu sentimiento de culpa y tu relación maltrecha con la comida y tu cuerpo.

Las cuentas en las redes sociales reciben cantidades ingentes de dinero por compartir fotos sosteniendo la última infusión de una dieta relámpago, una bebida purificante o un batido de proteínas, de modo que más gente modesta y desesperada que sigue dietas compre ese producto y se aferre a él con todas sus fuerzas.

No te equivoques: estas compañías saben exactamente lo que están haciendo.

Confían en que estás buscando algo a lo que aferrarte desesperadamente, en lugar de mirar a tu interior, cosa que, por supuesto, estás haciendo.

Querida Dieta, no soy yo, eres tú.
Simplemente no creo que esto
entre nosotras vaya a funcionar.
Eres aburrida, me haces sentir
como una porquería y no puedo evitar
pensar en serte infiel.

El problema con las comidas en las que puedes comer lo que quieras

Una comida o un día en los que puedas comer lo que quieras («hacer trampas») se suelen dar cuando alguien está siguiendo una dieta o está haciendo lo que interpreta como su versión de «comer limpio» durante la semana, y luego el domingo o el viernes por la noche (o en cualquier momento que lo decida) hace una comida en la que puede consumir lo que desee. Generalmente se planifica y consiste, básicamente, en una comida en la que tienes carta blanca para comer todo lo que te apetezca, y suele consistir en un montón de comida basura.

Algunas personas se detienen ahí. Otras deciden que merecen un *día* entero, en lugar de una sola comida, para comer lo que les dé la gana. Así pues, se hacen con un pase libre para todo el domingo, y algunos hasta se conceden una ventana de noventa minutos para darse un atracón de comida basura, y luego regresan a su dieta de «comida limpia». La alimentación caótica dispone de un día para ponerse las botas.

Pues bien, estas comidas o días en las que se puede consumir lo que se quiera pueden volverse bastante espeluznantes, realmente repugnantes. He visto a gente comer pizza, helado, comida para llevar y galletas Oreo, y a veces toda una mesa llena de comida basura que podría «alimentar» a cuatro personas, y consumen todo esto en una única comida. Sí: *todo lo que hemos mencionado de una sentada.* Las comidas en las que puedes ingerir lo que quieras no son una broma. Podemos llegar a extremos con ellas. ¿Y sabes qué? Yo misma también caí en este patrón de actuación.

Yo solía comer pollo y brécol en cada comida durante la semana, ensaladas sencillas y, simplemente, comidas aburridas: *«comida de dieta» realmente tediosa.* Y entonces, el domingo, hacía una comida en la que consumía lo que me daba la gana, lo que suponía mi pase libre para pedir comida para llevar, con un tarro de helado después. Y no sólo encargaba una comida de un restaurante de comida para llevar, sino que pedía dos o tres y me zambullía de verdad en ellas. Sólo para sentir que realmente «lo había hecho», para así poder regresar a mi dieta virtuosa al día siguiente.

Ésta es una tendencia muy popular en la industria de la buena forma física *(fitness)*, especialmente del culturismo. Oigo a mucha gente decir cosas como: «Es bueno para tu cuerpo darle una sacudida proporcionándole algo de comida basura de vez en cuando, de modo que no sientas que te estás privando de cosas».

No creo que esto esté bien en absoluto.

Esta mentalidad de la comida en la que puedes consumir lo que quieras («comida en la que puedes hacer trampas») significa que te estás animando a *esperar con ilusión* darte un enorme atracón con comida basura; y cuando estés tomando una comida en la que puedes ingerir lo que te dé la gana o simplemente planeando una de estas comidas, piensa en el mensaje que le estás enviando a tu cuerpo.

Básicamente, estás enseñando a tu cuerpo a emocionarse con la comida basura. Estás educando a tu organismo para que espere la porquería con ilusión.

Simplemente esfuérzate ahora, simplemente lucha con esta dieta y luego se te permitirá consumir comida basura. La comida basura acaba siendo glorificada: se convierte en una amenaza.

Pero en realidad no es una amenaza en absoluto. No es una amenaza para nadie: por lo menos no para tu cuerpo.

En lugar de ello, genera un estilo de vida feliz y flexible, de modo que estés tan enamorado de él que nunca sientas la necesidad de «hacerle trampas».

De hecho, cuando dejes de hacer dieta, cuando empieces a alimentar a tu cuerpo y a conectar con él y escucharle de verdad, entonces ya no querrás comida basura nunca más. Lo digo en serio.

Y esto es algo que muchísimas mujeres me han dicho en algún momento: «De repente miro la comida basura que solía encantarme y ahora me hace sentir asqueada. No puedo creerme que esperar con ilusión meterme esta comida en el cuerpo... su mera visión hace que, ahora, se me revuelva el estómago».

> **Cuando empieces a conectar de verdad**
> **con lo que quiere tu cuerpo,**
> **te darás cuenta de que no quiere porquería**
> **en absoluto.**

No me malinterpretes. Soy una firme partidaria de que se pueda algo de lo que te guste, incluso aunque no sea, en teoría, muy nutritivo; pero cuando llenas tu vida de abundancia de comida genial, saludable y auténtica, los alimentos que te gustan *cambian:* lo hacen genuinamente, de verdad.

De repente no te gustan tanto los alimentos procesados ni el azúcar. Si ahora me como algo así como una barrita de cereales procesados, simplemente me sabrá a porquería azucarada que no quiero dentro de mi cuerpo, cuando, hace algunos años me hubiera comido dos o tres cada día y no me hubiera importado.

Soy una gran defensora de darse un «premio» de vez en cuando, pero consúmelo cuando de verdad lo *quieras* en lugar de programarlo en forma de comidas o días en los que puedes comer lo que te dé la gana en los que, indudablemente, te darás un atracón a toda velocidad, porque has estado generando expectación. Créeme, te sentirás mucho más feliz y más en paz con tu comida cuando vivas de la forma que te propongo.

La gente me hace preguntas como: «Mel, ¿ya no comes nunca nada que sea malo para ti?». Sí, lo hago. Por supuesto que lo hago. Como lo que quiero comer. Generalmente, mi cuerpo quiere comida auténtica, alimentos buenos; pero a veces bebo champán durante toda la noche y no me lo pienso dos veces si quiero comerme una magdalena o pedir un postre en mi restaurante favorito. Independientemente de la elección relativa a la comida que haga para mi cuerpo, asumo la responsabilidad por esa decisión, me comprometo a disfrutarla sin vergüenza ni sentimiento de culpa, me sobrepondré a ello de inmediato y seguiré viviendo mi vida.

> *Reservarte para una comida*
> *en la que puedas consumir lo que quieras*
> *empeorará tu relación con la comida, sin duda*
> *alguna. Todo lo que estás haciendo es educar*
> *a tu cuerpo para esperar con ilusión la comida*
> *basura, lo que no supone un estilo de vida*
> *que vaya a hacerle nunca un buen servicio*
> *a tu organismo.*

De lo que empezarás a tener antojo pronto es de comida auténtica, buena y honesta. Comida con la que tu cuerpo esté de acuerdo contigo. Alimentos que te harán un buen servicio y que te harán sentir bien. También querrás dejar de comer cuando tu apetito se vea saciado porque sabes que no te sentirás bien si vas más allá de estar «llena» y entras en el estado de «repugnante».

> *Tu principal intención es la de sentirte bien.*
> *Toma elecciones que respalden esa intención.*

· ·

LA DIOSA CAROLINE

«No dejarías de hacer el mantenimiento de tu coche o de tu caldera, así que, ¿por qué no hacer el de la cosa que poseerás durante toda tu vida: tu cuerpo?».

Me uní a un club de adelgazamiento justo después de que mi prometido me dejara. En esa época pensé que la ruptura se debía a que había ganado veinticinco kilos, pero resultó que él tenía una aventura… Seguí en el club los siguientes siete años y, entre la gran pérdida de peso y las veces que lo recuperé después, perdí un total de seis kilos. Los pesajes semanales me hicieron sentir como una fracasada y me llevaron a darme atracones. Era estricta durante toda la semana y luego me daba un festín durante la noche del pesaje, porque eso no contaba, ¿verdad? Entonces me sentía fatal: indolente, gorda, mareada…, pero no pasaba nada porque al día siguiente volvía a seguir la dieta. De locos.

Exactamente en el mismo momento en el que empecé a darme cuenta de que LAS DIETAS NO FUNCIONAN, Mel apareció en mi página de noticias de Facebook y todo su mensaje confirmó lo que yo acababa de descubrir. Es de locos, ¿verdad?…, o quizás el universo me estaba orientando en la dirección adecuada para ayudarme.

Formar parte de la revolución de la diosa lo ha cambiado todo para mí. Ahora me quiero y amo a mi cuerpo. Muestro más amor por mis amigos íntimos y mi familia, principalmente porque no estoy obsesionada sobre qué aspecto tengo para ellos y he dejado de intentar impresionarlos todo el tiempo. Tengo una confianza en mí misma recién descubierta, he encontrado el bienestar espiritual y, por último, salí de una relación destructiva (la primera desde mi exprometido) y he empezado a volver a tener citas.

Estar libre del ciclo de la dieta y los atracones es muy liberador, y soy capaz de disfrutar de la comida de nuevo y de reconocer mis elecciones. Ahora prefiero nutrir mi cuerpo con alimentos saludables porque lo quiero. Sí, mi cuerpo soporta un peso excesivo y a veces es torpe, pero es todo mío y, a su vez, esto me ha proporcionado mucha confianza en mí misma. Solía vivir siguiendo la norma de «aparenta hasta que lo consigas» y hacía ver que tenía confianza en mí misma, pero ahora la tengo de verdad.

. . . .

Cuando hacemos dieta,
dedicamos mucha energía estando
concentradas en lo que perdemos en lugar
de en lo que estamos ganando.
Es una forma negativa de pensar
ya desde el primer momento.

Las dietas te dicen NO

Las dietas hacen que te *niegues* a ti misma constantemente. Todo el énfasis se pone en lo que estás *negándote a aceptar.* No es sorprendente que nos hagan sentir desdichadas.

Todo consiste en eliminar el azúcar, los productos lácteos, el trigo, el gluten, los carbohidratos, la carne, el café, el alcohol… No supone ninguna sorpresa que fracasemos y acabemos sintiéndonos completamente inútiles por no ceñirnos a ello: todo está centrado en la **pérdida,** y no en la ganancia.

En lugar de ello, te reto a que te centres en los maravillosos alimentos que deberías estar consumiendo más.

Cuando hacemos dieta nos sentimos como si estuviéramos viviendo una **vida inferior** porque nos estamos privando de cosas. ¿Pero qué pasaría si nos centrásemos en lo que estuviéramos ganando y, en lugar de ello, empezásemos a incluir lo que falta? Nuestra vida sería más plena, rica, feliz y nos sentiríamos mejor que nunca.

> *Deja de contar calorías y deja de pesarte,*
> *y simplemente date cuenta de cómo empiezas*
> *a sentirte de forma diferente.*

Lo más importante que podrás hacer nunca por tu cuerpo es dejar de mirarlo con lupa frente al espejo cada día. Deja, literalmente, de hacerlo. **Empieza centrarte en cómo SE SIENTE tu cuerpo** en lugar de en el aspecto que tiene.

¿Qué alimentos hacen que se sienta de maravilla? ¿Qué hace que aumente tu energía, en lugar de disminuirla?

Una vez más, se trata de un caso de conectar con tu cuerpo y escucharle. Puede que al principio resulte difícil, pero tienes por delante toda una vida para practicar, y probablemente muchos años para compensar todo el tiempo durante el que no le has prestado atención hasta ahora.

Pero, espera... ¿perderé peso?

Os oigo, fanáticas del control, presas del pánico. ¡Os oigo!

Si dejo de hacer dieta y de restringir alimentos y empiezo a escuchar a mi cuerpo... Estaré destinada a ganar peso, ¿verdad?

Falso. Si escuchas de verdad lo que tu cuerpo necesita, cocinas comidas usando alimentos auténticos que tu cuerpo ansíe y escuchas a tu organismo para así parar cuando estés llena, tu peso **acabará encontrando** su equilibrio natural. **Empezarás** a sentirte más conectada que nunca. **Empezarás** a sentirte más feliz que nunca en tu cuerpo. Tu cuerpo quiere tener una relación equilibrada y «normal» con la comida. No le gusta que le maten de hambre una semana y le atiborren a la siguiente. Eso es maltrato.

Si sigues los principios que aparecen en este libro, vivirás una vida más rica, feliz y plena en torno a la comida y tu cuerpo. Si tienes sobrepeso debido a haber comido en exceso, darte atracones o la alimentación emocional, empezarás a perder peso sin gran esfuerzo y sin necesidad alguna de controlarlo en absoluto.

Si tienes un historial de hacerte pasar hambre (consumir una cantidad muy baja de calorías cada día, además de tener un peso inferior al adecuado) y ahora empiezas a escuchar a tu cuerpo, entonces sí, hay muchas probabilidades de que ganes algo del peso que perdiste debido al hecho de seguir una dieta tan drástica. Tu cuerpo encontrará su equilibrio natural en el lugar que le corresponde: en un estado de salud óptimo: ni con un peso por debajo del adecuado ni con sobrepeso. Tu cuerpo quiere respaldar tu *vida* en el capítulo único y el camino singular en el que te encuentras ahora.

Éste NO es un plan para perder peso.

Ésta es una forma de reconstruir por completo tu relación con la comida y con tu cuerpo de por vida. Ésta es una forma de vivir libre de los grilletes del mundo de las dietas *(quítame los grilletes de los pies para que pueda bailar)* y sé de verdad la diosa que has nacido para ser.

PARTE III

* * * * *

Rompiendo el libro de normas

Rechaza seguir a la multitud.

Rechaza obedecer las normas.

Las normas están hechas
para romperlas.

Rómpelas con gran placer.

Vive una vida sin reglas
ni restricciones.

Únete a la revolución: deja de odiar
a tu cuerpo.

Deja de intentar «arreglarte»
con dietas.

Presta atención y escucha.

Vive una vida de libertad.

El manifiesto de la diosa

- Conecto con mi cuerpo a diario.
- Me permito sentir mis sentimientos en lugar de intentar erosionarlos.
- Le muestro respeto a mi cuerpo amándolo.
- Disfruto comiendo alimentos auténticos y completos en abundancia.
- No me permito sentirme culpable con respecto a la comida.
- Me perdono por no ser perfecta y acepto mis imperfecciones con amor.
- Disfruto socializando y saliendo a comer con mis amigos.
- Cuento nutrientes y colores en mi plato, y nunca calorías ni gramos.
- Adoro el tiempo que paso en la cocina.
- Priorizo el sacar tiempo para mí.
- Nunca maltrato a mi cuerpo ni proyecto odio sobre él.
- No me permito verme controlada por la báscula, ni una cinta de medir ni una talla de ropa.
- Doy las gracias por mi cuerpo y por lo que es capaz de hacer.
- Como conscientemente y cuando tengo hambre.
- Sólo hago el ejercicio con el que disfruto.
- Me permito ser juguetona, probar cosas nuevas y ser atrevida.
- Comprendo que para conseguir el cuerpo que quiero debo empezar amando y respetando el cuerpo que tengo.

¿En qué tipo de relación estás inmersa?

Si tu relación con la comida fuese una relación de pareja, ¿en qué tipo de relación te encontrarías? ¿Qué aspecto tendría? ¿Qué te haría sentir? (*¿Y tus amigas la aprobarían o te dirían que dejases de llamarla y que borrases su número de teléfono?*).

¿Sería una relación amorosa, cariñosa y bidireccional?

¿Una relación alimentada por el deseo, la glotonería y el placer?

¿Una relación intensa y controladora, con normas y sensaciones de encarcelamiento?

¿Una relación abusiva?

¿Sería una relación muy adictiva que *sabes* que es mala para ti, que todas tus amigas te dicen que es mala para ti, pero sigues regresando a por más? (*Todas hemos salido con una persona así*).

¿O se trataría de una relación aburrida y monótona, sin aventuras ni cambios con respecto a lo usual?

¿Sería una relación estancada, reglamentada durante la semana y seguida de aventuras traviesas e indulgentes durante el fin de semana? Vaya, es una muy buena pregunta, ¿cierto? Da que pensar de verdad…

Cuando reflexiono sobre mi relación pasada con la comida y mi cuerpo, veo que me encontraba, *sin duda alguna,* en una relación abusiva. Permanecí en ella durante años, y seguí alimentándola mediante la repetición de los mismos patrones adictivos.

Pero mediante la sanación, la autoestima y aprendiendo cómo alimentar esa importantísima relación, ha florecido para convertirse en algo precioso, con un maravilloso equilibrio entre diversión, emoción y libertad, basada en un profundo sentido de lealtad y verdadera amistad.

Es muy importante recordar esto también, diosa:

Ya estás EN la relación más importante de tu vida: tu relación CONTIGO MISMA.

Tu relación con la COMIDA es una enorme contribuyente a esa relación. Se trata de **ti.** Se trata de tu **autoestima.**

Cuando tu relación con la comida mejora, lo misma pasa con tu relación contigo misma. Lo mismo le sucede a tu autoestima. Y cuando tu autoestima mejora, lo mismo le pasa al resto de las áreas de tu vida.

Cuando tienes una relación hermosa contigo misma, te conviertes en un **imán** para las relaciones hermosas en tu vida: las amistades, las relaciones de pareja, la familia. La comida es un lugar genial por el que empezar, diosa. Es importantísimo fijarse en el panorama general.

Nadie ha dicho nunca:
«Ojalá hubiese pasado más tiempo
contando calorías».

Deja de monitorizar y empieza a vivir

Contar o llevar la cuenta de las calorías es un enfoque extremadamente anticuado de abordar tu estilo de vida y puede ser increíblemente dañino para tu relación con la comida. Es todo un mito que todas las calorías se creasen iguales.

Hace poco vi una gráfica en una red social que me sacó de mis casillas. Alguien había tomado dos imágenes y las había colocado la una al lado de la otra: una gran hamburguesa grasienta con queso a un lado y una ensalada con superalimentos y con aguacate, nueces, calabaza, queso feta, quinoa y semillas de calabaza por encima al otro lado. Todas estas verduras geniales y nutritivas al lado de esa gran hamburguesa grasienta. Las calorías que contenían aparecían en la parte inferior, y para mi sorpresa (y sin duda para la de muchas otras personas también), las dos tenían el mismo número de calorías.

La gente dejó comentarios como: «Bueno, entonces puedo seguir comiéndome mis Big Macs» o «¿Ves?, después de todo, no tiene ningún sentido comer ensaladas».

¡No, no, no, no y NO! ¿No puedes ver lo *incorrecto* que es eso? El *sentido común* nos dice que estas dos comidas no podrían ser más diferentes.

La industria de las dietas y, en cierto grado, la profesión médica, son quienes nos han hecho creerlo. Nos han enseñado a vivir de acuerdo con las calorías que entran y las que salen. Si empleas este sistema, no podrás equivocarte.

Si nos comemos un Big Mac, que tiene quinientas calorías, será mejor que nos aseguremos de quemar quinientas calorías en la cinta de correr al final del día. Y así será como si nunca hubiese sucedido, ¿verdad?

Falso.

No me necesitas para que te diga esto, ya que eres una persona inteligente, pero la nutrición contenida en esa hamburguesa es, por supuesto, próxima al cero. Los ingredientes usados para crear y conservar esa hamburguesa son cosas que no daría de comer a mis mascotas, a mi peor enemigo y ni mucho menos a mi propio cuerpo.

Si una persona se comiese una hamburguesa con queso cada día durante el resto de su vida y otra se comiese una ensalada con superalimentos cada día durante el resto de su vida, ¿quién crees que estaría más sana? ¿Quién perdería peso y quién lo ganaría? ¿Quién *viviría más años?*

Pese a ello, muchas de nosotras nos aferramos al enfoque de las calorías, pensando que son importantes y, quizás, contabilizándolas incansablemente con aplicaciones, lo que no hace sino mantenernos atrapadas en un mundo de juicios, restricciones y castigo. Si consumes ochocientas calorías al día y consisten en un cruasán y una barrita de chocolate, ¿crees que tendrás un cuerpo sano y esbelto a largo plazo? ¿Cómo crees que se sentirá tu cuerpo?

Yo solía hacer todo lo posible por ceñirme a mil calorías diarias, y a veces menos. Acudía al gimnasio cada día y no me iba hasta haber quemado exactamente mil calorías. La vida de monitorización es *lúgubre,* chicas.

¿Perdí peso haciéndolo? Apenas, pero lo que es una completa certeza es que me obsesioné con las cifras. Me sentía completamente abatida, gritaba a mis seres queridos, no me divertía en absoluto y evitaba los eventos sociales porque me preocupaba mucho ceñirme a mi ingesta y quema de calorías. Lúgubre, lúgubre y lúgubre.

¿Por qué contar calorías cuando podrías estar más presente en tus relaciones, viviendo tu vida ideal, siguiendo tus sueños y alimentando a tu cuerpo con comida de verdad?

Si estás leyendo esto y eres una de esas personas que cuentan las calorías obsesivamente, espero, sinceramente, que empieces a replantearte tu estrategia.

La comida de verdad y honesta,
aquello de lo que tu cuerpo tiene realmente ansia,
no viene con una etiqueta con el número
de calorías o con cifras.

Sé que suena como un reto difícil, pero dejar de contar constantemente te proporcionará mucha más libertad y diversión en tu vida en relación con la comida. Sé que lo que quieres en este preciso momento es acertar con esos números, pero lo que de verdad deseas en el fondo es ser feliz y sentirte libre en tu cuerpo. Lo que quieres, sinceramente, es sentirte feliz, sentirte cómoda en tu propia piel, aceptarte a ti misma. Libérate del juego de las cifras, ya que nunca lo ganarás.

Rompe también con tu báscula

Probablemente lo has visto venir. Tu báscula tiene que desaparecer.

Muchas de nosotras nos subimos a la báscula cada lunes, o incluso cada mañana, y esperamos una respuesta. *«¿Hoy eres una buena persona o una mala persona?»* o *«¿Cómo se te permitirá sentirte hoy: será como alguien virtuoso o como una inútil?»*. Le pedimos a un trozo de vidrio o de plástico su aprobación, y luego permitimos que eso dirija nuestro día y dicte nuestras elecciones relativas a la comida.

¿Por qué? ¿Por qué intentamos validarnos a través de una cifra en una báscula?

Ese número no te dice lo lista que eres, cuán en sintonía estás en cuanto a tus elecciones en la vida, lo buena que es tu ética y tu moral, lo amable que eres, lo hermosa que eres, lo en forma o lo fuerte que estás, lo generosa y cariñosa que eres… Así pues, ¿por qué estamos tan enganchadas a esta cifra?

¿Qué nos está diciendo en realidad?: nuestro efecto sobre la fuerza de la gravedad.

Ni siquiera nos dice si estamos ganando musculatura y perdiendo grasa. Simplemente nos dice cuánto pesamos.

Y aquí tenemos otra cosa: si haces ejercicio con pesas, tu cuerpo cambiará. Es posible que tengas un *aspecto* más esbelto, pero que peses más. Todo lo que sabe una báscula es una cifra dictada por la fuerza de la gravedad.

Probablemente ésta sea *la cosa* más importante que tengas, claramente, que hacer para dar la bienvenida a una relación feliz con la comida y tu cuerpo: **romper la relación con tu báscula.** Reconoce que se trata de una relación tóxica que siempre te deja sintiéndote mal.

Confía en mí. Te entiendo, yo he estado ahí. Sé que es duro y que quieres saltarte esta parte y hacer ver que no tienes que hacerlo, pero no puedes esconderte de esto. Si te estás esforzando por querer a tu cuerpo, esforzándote por encontrar ese estilo de vida saludable que sabes que te está esperando, y te sigues pesando compulsivamente, entonces estarás avanzando un paso y retrocediendo dos.

Estas pidiéndole a un trozo de plástico o de vidrio que te dé su aprobación.

Incluso aunque creas que una báscula no tiene un impacto sobre tu felicidad, hay probabilidades de que lo tenga, porque hace que te compares con tu cifra de hace un año, hace cinco años, hace dos semanas o de ayer por la mañana.

Y adivina qué: estamos **avanzando,** y no retrocediendo. Si sigues comparando a tu yo *actual* con tu yo antiguo, antes de que tuvieras un bebé, cuando ibas a la universidad o cuando te fuiste de vacaciones a la playa, ¿puedes *ver* cuánto está evitando eso (que mires constantemente *hacia atrás* y no hacia delante) que avances hacia la vida que deseas?

Ahora te encuentras en un capítulo completamente nuevo, diosa: lejos de las dietas, lejos de la tristeza. Estás creando un estilo de vida hermoso y abundante sin normas. ¿Cómo de feliz quieres sentirte?

Así pues, si no lo he dejado lo suficientemente claro:

¡ROMPE CON TU BÁSCULA!

Si no eres lo suficientemente valiente como para tirarla a la basura, simplemente quítale las pilas y escóndela; o si realmente necesitas dar incluso pasos más pequeños, simplemente haz que alguien la esconda en algún lugar en la que no puedas encontrarla, o déjala en otra habitación, en un lugar al que nunca entres, o métela en una caja y deja esa caja en un lugar que no puedas alcanzar; pero, en definitiva, hazlo. Sencillamente deshazte de ella y rompe con ese hábito de la forma que puedas.

Una acotación importante

Si tu médico de cabecera te ha dicho que debes pesarte por razones médicas, entonces no las ignores, pero, por favor, pésate sólo un máximo de una vez cada varias semanas. Quiero que trabajemos de verdad en tu autoestima y que llevemos a cabo algunos grandes cambios juntas. Pesarte de forma sistemática al mismo tiempo no hará sino dejarte estancada. Sabrás, con la lectura de este capítulo, si tienes una dependencia de la báscula o no. Si quieres que esto funcione debes, por encima de todo, ser honesta contigo misma.

También es *muy* importante que te des cuenta de que tu peso fluctúa a lo largo del día, e incluso entre horas, dependiendo de tus niveles de estrés, tu ingesta de agua, lo mucho que hayas sudado, tu digestión, del momento del mes en el que te encuentres, del ejercicio que hayas escogido... Así pues, *no* es, realmente, buena idea que sigas controlando esa cifra.

La mejor forma de seguirle el rastro a tus progresos consiste, simplemente, en que percibas cómo te *sientes* en tu cuerpo y tu ropa; y date cuenta de cómo se siente tu cuerpo cuando te despiertas y en cuanto te levantas de la cama.

¡El objetivo del peso no es nada sexi!

El arte de la abundancia

«Lo que se llama genio es la abundancia de vida y salud».
HENRY DAVID THOREAU

Ganar las batallas en el interior de tu cabeza, que está promoviendo la restricción y las normas, empieza al permitir que el amor entre y lo inunde todo en forma de una abundancia total y sin restricciones. Reconcíliate contigo misma y trátate como la máxima prioridad en lugar de vivir en un constante estado de ataque.

Ésta es la nueva mentalidad que cambió mi vida por completo, y te tienes que comprometer con ella para ser feliz en tu cuerpo... Y alimentarte sin pasar privaciones.

Empieza a cultivar una mentalidad que hable de abundancia, abundancia y abundancia.

Cualquier cosa es posible. Puedes dar lugar a lo que sea con el poder de tu mente, y una parte enorme de este cambio consiste en aceptar el hecho de que cualquier alimento está a tu disposición para que lo consumas. No hay ningún alimento que esté, metafóricamente, prohibido en tu mesa. Ningún alimento está vetado. Ningún alimento es «malo» o «nocivo» ni se encuentra en «la lista negra». Ninguna elección de alimento significa que hayas «fracasado». No hay aprobados y suspensos. No hay un bueno y un malo.

Esto puede parecer un concepto amedrentador. Sé que lo fue para mí. Tenía unos miedos enormes en relación con ciertos alimentos que hacían que «saltara», que me diera un atracón o que acababa de jurar que nunca comería porque eran alimentos muy «malos».

Probablemente haya algunos alimentos que tengas en la lista de alimentos seguros o inseguros. Puede que también hayas estado descartando grandes grupos de alimentos, como por ejemplo cualquier cosa que se parezca remotamente a un «carbohidrato». Te invito a apartar esto a un lado: todas las normas que te has estado explicando relativas a la comida o que justificaban que no comieses ciertas cosas. Te invito a coger tus normas y a decirte alto y claro a ti misma: «¡Que les den!».

Ya me has oído. Que les den a todas. Despréndete de ellas. Entre todo el resto de razones listadas en el libro para enviar a las normas a tomar viento, tenemos que la vida es demasiado corta como para estar encarcelado con ellas. Seguir normas significará que siempre estarás potenciando una relación con la comida que te hace sentir atrapada y no poder expresarte.

Puedo oírte pensar... «Si me desprendo de mis normas y como en abundancia, ¿no me daré atracones y ganaré muchísimo peso?».

Cuando digo abundancia no me refiero a que te atiborres como una loca. No quiero decir que te des atracones. Me refiero a que no hagas caso a las normas y vuelvas a comportarte de forma civilizada con todos esos alimentos temidos, en lugar de tenerles miedo.

Es la diferencia entre aferrarte al odio y el resentimiento con una vieja amiga que te hizo daño *o* acordar dejar atrás vuestras diferencias y reconocer que están ahí en lugar de ir con el ceño fruncido.

Acepta el hecho de que ahora todos los alimentos están a tu disposición (y en abundancia) y que tienes la capacidad de tomarlos o dejarlos exactamente de la misma forma en la que tu cuerpo quiera ser alimentado. Incluso los alimentos alrededor de los cuales hayas creado una historia (los que crees que te harán engordar simplemente con mirarlos, por ejemplo). Cuando dejes de vivir con miedo a esos alimentos y reconozcas que dispones de la sencilla opción de tomarlos o dejarlos en ese preciso momento, porque *es tu cuerpo y son tus normas,* recuperarás tu poder día a día y dejarás de sentir que la comida está dirigiendo tu vida.

Escoge cómo alimentar a tu cuerpo

Cuando empieces a comer con un sentido de conciencia y respeto por la comida y tu cuerpo (cuando de verdad empieces a comunicarte con tu cuerpo, hablándole y escuchándole) deberías acabar por ser capaz de identificar cuándo tienes hambre y cuándo estás llena.

Para muchas de nosotras, toda esta idea de la abundancia implica desmontar toda una vida de malos hábitos y patrones (pero tú eres perfectamente capaz de hacerlo) y se trata de una práctica que te servirá de por vida.

Te invito a consumir todos los alimentos que hacen que tu cuerpo *se sienta bien* y a que rechaces los alimentos que *sabes* que hacen que tu cuerpo se sienta como una basura.

Existe una gran diferencia entre que la comida haga que tu cuerpo se sienta realmente bien y el sabor de una comida que proporcione placer a tu boca durante algunos segundos. Empieza a escuchar de verdad qué alimentos hacen que tu cuerpo se sienta exactamente de la forma en que quieres que se sienta y qué alimentos hacen que tu cuerpo no se sienta bien en absoluto.

Que les den a las normas.
Tu cuerpo quiere libertad.

Hacer dieta es un trabajo a jornada completa

Cuando recuerdo la época en la que hacía dieta, me entristezco por la cantidad de energía y tiempo que eso le chupó a mi vida. Era como tener un empleo a jornada completa, excepto por el hecho de que nadie me estaba pagando por ello y estaba haciendo horas extra para un jefe al que nunca podría complacer.

Cuando no me sentía mal por la última comida que había consumido, pensaba en lo siguiente que iba a comer. Si no estaba pensando en eso, estaba pensando en la siguiente dieta que iba a empezar. Si no estaba pensando en eso, estaba pensando en la clase de ejercicios sobre los que iba a hacer girar mi jornada. Y cuando no estaba pensando en eso, estaba pensando en la cifra que la báscula había arrojado ese día y calculando lo rápidamente que podía perder «X» cantidad de peso antes de una cierta fecha. Cuando no estaba pensando en eso, estaba pensando en cuántas calorías había ingerido ese día, y cuando no estaba pensando en calorías, me estaba preguntando si la persona con la que yo estaba pensaría que yo estaba gorda. Cuando no estaba haciendo eso, me estaba arrepintiendo por la elección que había tomado con respecto a mi atuendo, preocupándome por si mis piernas parecían demasiado rollizas en esos pantalones, si mis michelines me hacían sentir asqueada o si mis brazos parecían gordos en una fotografía.

¡Vaya! Así no queda mucho espacio para vivir una vida.

He descuidado muchos momentos, he perdido muchas oportunidades, he estado completamente distraída en mis relaciones y amistades, en eventos sociales y reuniones familiares debido al tiempo que pasaba y la energía que dedicaba obsesionándome con la comida y mi peso.

Hacer dieta *es* un empleo a jornada completa. Ser alguien que sigue una dieta implica mucho tiempo, energía y compromiso. Es como una montaña rusa, pero se trata de una montaña rusa de la que te puedes bajar en este preciso momento y tomar la decisión de volver a recuperar tu vida.

Tú (probablemente) ya tengas un empleo.
Tu vida tiene un objetivo.
Tu vida tiene sentido.
Tus relaciones tienen sentido.
Tus amistades tienen sentido.
Recupera tu cuerpo.
Recupera tu vida.
Empieza de nuevo recuperando tu relación
con la comida y tu cuerpo.

· ·

LA DIOSA THERESA

«Sigo teniendo días en los que la baja autoestima entra de puntillas y los viejos hábitos asoman la cabeza, pero cada vez son menos y están más distanciados entre sí. Me he liberado de la báscula y del poder que tenía sobre mí, ya no busco comida basura cuando me siento sensible (o lo hago raramente) y soy amable conmigo misma».

Yo era una niña bastante sana y activa, pero eso cambió cuando empecé la escuela secundaria y sufrí acoso escolar: no sólo por mi peso, sino también por mi aspecto. En los dos últimos años de secundaria fue cuando estuve más gorda y me sentí más deprimida, por lo que empecé con las dietas. Me daba atracones los fines de semana, me odiaba y luego me prometía que volvería a empezar a la semana siguiente. Entonces comía lo mínimo posible durante tanto tiempo como pudiese, hasta que ya no podía aguantar más y el ciclo de los atracones volvía a empezar. Al final logré volver a situar mi peso dentro de un rango saludable justo antes de casarme, pero sabía que se debía a unas dietas de locura y que DISTABA MUCHO de estar sana. Emocionalmente seguía siendo la adolescente gordita. Puede que tuviese un peso saludable, pero en mi interior me sentía como una fracasada, y hacer dieta era mi red de seguridad. Echando la vista atrás me doy cuenta de que, además, era una persona con la que era difícil convivir: salir era todo un calvario y me llevaba horas elegir qué ponerme, nunca me postulaba para empleos que deseaba porque me sentía muy inútil, y constantemente me menospreciaba y acababa llorando.

De acuerdo, me sigue quedando un largo camino por delante, pero desde que me uní a la Revolución de la diosa soy una versión mucho más feliz de mí misma. Toda mi familia se ha dado cuenta, especialmente mis hijos, y mi marido ha sido totalmente alentador. No me he pesado en meses y no estoy consumida por los pensamientos en cifras. Saco tiempo para mí y mi mentalidad está cambiando día a día, y eso es formidable.

He hecho las paces con mi pasado. Me he perdonado por la forma en la que trataba a mi cuerpo y estoy emocionada con la vida. Di el salto, salí de mi zona de confort y ahora soy una instructora cualificada de PiYo.1 Nunca hubiera hecho esto sin Mel y la diosa que había detrás de mí.

Una amiga me envió un mensaje de texto después de la fiesta de mi hija que decía: «Hoy me he fijado en ti. ¡Parecías tan feliz, tan esbelta, tan en forma, tan feliz!». Y una mujer que asiste a mis clases de PiYo dijo: «Tienes mucha energía y confianza en ti misma. Ojalá pudiera parecerme más a ti»… Si me hubiese conocido hace un año…

• •

---

1. El PiYo es un programa de ejercicios que combina pilates y yoga. *(N. del T.)*

Tu yo futuro

Cuando digo «yo futuro» me refiero a la versión de ensueño de ti: aquélla con la que a veces sueñas despierta y piensas con ilusión: «Algún día». El sueño en el que eres muy feliz y estás muy contenta en tu cuerpo, quieres mucho a tu cuerpo y sigues este estilo de vida maravilloso que no te cuesta ningún esfuerzo.

Ésta es la versión de ti que quizás imaginas y con la que fantaseas cada vez que empiezas una nueva dieta. Puede que se trate de una vieja versión de ti, en cuyo caso vamos a reescribirla. Tal y como he dicho anteriormente, si estás intentando constantemente regresar a una *antigua* versión de ti (tu antiguo cuerpo, cuando eras más joven y feliz y estabas más sana) estarás retrocediendo. Es decir, estarás yendo por el camino incorrecto, diosa.

Ahora te encuentras en un lugar distinto al que estabas entonces, y lo que quieres es avanzar: pasar a un *nuevo* capítulo, una *nueva* tú, tu yo soñado; y, por supuesto, entraremos en ella ya mismo: no esperaremos a estar «listas» ni a tener una cierta cifra o número de talla.

Así pues, ¿qué aspecto tiene tu yo futuro? ¿Cómo se siente? ¿Y a qué estás esperando? Visualízalo.

- ¿Qué aspecto tiene un día cualquiera para tu yo futuro?
- Si dispusieses de todo el tiempo y el dinero del mundo, ¿cómo pasarías el día?
- ¿Qué harías por tu cuerpo cada día o cada semana?

Mi yo futuro se despierta temprano y hace algo de yoga y meditación para empezar el día. Luego me preparo un gran desayuno consis-

104

tente en un batido verde y quizás unos huevos o tortitas. Entonces me pongo al día con mis *emails* y me pongo en contacto con mis diosas *online* y dirijo mi academia desde mi ordenador portátil. Escribo blogs y contenidos y creo recetas, y después quizás me voy a nadar o a dar un largo paseo. Por último, por la tarde salgo a comer fuera con una amiga o un ser querido y disfruto de comida deliciosa y saludable, o quizás cocino para mí misma en casa.

En mi día ideal puedes ver que hay cosas que asocio a mi cuerpo: la salud y la vitalidad son importantes para mí y, obviamente, también son importantes para ti. Así pues, ¿qué aspecto tiene una jornada en la vida de tu yo futuro y qué estás haciendo cada día para alimentar a tu cuerpo durante ese día?

¿Qué alimentos estás consumiendo? ¿Qué estás bebiendo? ¿Qué ejercicio estás haciendo y cuáles son tus razones para hacerlo?

En tu día ideal, sospecho que no estás pasando toda la jornada preocupándote por consumir menos de 1200 calorías, no te estás pesando cada mañana (porque sabes que eso no te hace feliz) y tampoco estás haciéndote fotos frente al espejo. Además, también te darás cuenta de que simplemente estarás haciendo que tu cuerpo se mueva porque eso te hace sentir bien, y no porque quieras quemar calorías. Sencillamente forma parte de tu estilo de vida, porque te hace sentir feliz y viva en tu cuerpo, ¿verdad?

Escoge una o dos cosas de tu yo futuro y empieza a traerlas a tu vida actual.

Por ejemplo, si tu yo futuro va a clases de baile cada día porque eso te encanta, entonces empieza, ya mismo, a ir a clases de baile una vez por semana, o incluso una vez por quincena.

Si tu yo futuro tiene un entrenador personal pero ahora no puedes permitirte uno, quizás podrías reservar una sesión ocasional una vez al mes.

Si tu día ideal incluye diez minutos de meditación cada mañana, pero ahora no puedes encontrar el tiempo para practicarla, entonces, en vez de eso, empieza haciendo simplemente diez minutos cada domingo.

No significa hacerlo todo y cada día desde ya mismo, sino que simplemente significa zambullirse en la **sensación** de qué se siente al tener todas estas cosas formando parte de tu vida. Mereces tener esas cosas en este momento, incluso aunque sea de forma más modesta.

Puede que te estés preguntando: «¿Qué narices tiene que ver esto con que pierda peso y consiga el cuerpo que quiero?».

Bueno, pues más de lo que crees, diosa. Si tu vida no te aporta ninguna sensación como la de la vida que deseas de verdad (y no te está haciendo feliz), entonces ésta podría ser *la* causa real de que comas en exceso, de tus patrones mecánicos de alimentación o la razón de que sigas saboteándote cuando intentas comer bien. Puede que tu vida no apeste debido a tus problemas con la comida, sino que tus problemas con la comida sean un resultado directo de que *tu vida apeste*. Por favor, no te ofendas. Si no estás *disfrutando* de tu vida y de las cosas que hay en ella, entonces no es sorprendente que recurras a la comida para sentir que ostentas el control o para anestesiar los sentimientos de insatisfacción.

Si tienes dudas, visita a tu yo futuro. Pregúntale: «¿Por qué cosas que haga me darás las gracias? ¿Por qué cosas de las que me deshaga me darás las gracias?».

Visita a tu yo futuro frecuentemente y pídele consejo. Puede que se encuentre seis meses, o un año, o cinco años en el futuro. ¿Qué haría que hicieses? ¿Cómo puedes honrar a tu yo futuro ahora?

*Para tener el cuerpo que deseas,
debes empezar amando
el cuerpo que tienes.*

El cuerpo de tus sueños

Cuando hablo del cuerpo de tus sueños, ¿qué es lo primero que te viene a la cabeza? Puede que *pienses* que el cuerpo de tus sueños es el de esa modelo a la que sigues en Instagram con los abdominales muy marcados y el trasero perfecto. Quizás *creas* que es el cuerpo de una celebridad o el cuerpo que tenías con veinte años.

Bueno, si estás persiguiendo cualquiera de las cosas que acabo de describir como el cuerpo de *tus* sueños, y especialmente si lo estás persiguiendo con sentimientos de odio y castigo hacia tu propio cuerpo, puedo decirte, con bastante confianza, que nunca estarás satisfecha y nunca serás feliz.

El cuerpo de tus sueños tiene que seguir siendo *tu* cuerpo. Discúlpame por señalar lo obvio, pero no puedes *intercambiar* tu cuerpo por el de otra persona.

Incluso aunque hicieses los mismos ejercicios que otra persona y consumieras exactamente la misma comida que ella cada día, tu cuerpo *seguiría sin transformarse en el de ella.*

Tu cuerpo es exclusivamente tuyo.
Respeta eso y trabaja con él.

Quiero que reformules de verdad lo que tu cuerpo significa para ti. En este capítulo quiero que empieces a pensar en qué punto te encuentras en tu vida ahora y cómo tu cuerpo puede respaldarte de la mejor manera posible.

Cuando hablamos del cuerpo de tus sueños, en lugar de centrarnos inmediatamente en qué *aspecto* quieres que tenga tu cuerpo, quiero que empieces a concentrarte en cómo quieres que se *sienta* tu cuerpo.

¿Cómo crees que te *sentirás* en este cuerpo de tus sueños? ¿Ligera, ágil, fuerte, empoderada, brillante, sana, femenina, viva?

Si has seguido dietas que te han hecho sentir cansada, hambrienta y débil y te has engañado diciéndote que en cuanto las hayas terminado *entonces* te estará permitido sentirte feliz, entonces me temo que deberías ser consciente, en este preciso instante, de que se trata de un billete sólo de ida para sentirte muy decepcionada.

Cuando sigas aquello que hace, verdaderamente, que tu cuerpo se sienta de la forma que deseas, y hagas cosas que respalden, fomenten y refuercen constantemente ese sentimiento, entonces será cuando te encuentres en el camino para vivir la vida de tus sueños y tener tu cuerpo soñado. Entonces se sentirá exactamente como quieres que se sienta.

Puedes tenerlo TODO

¿Cómo actuarías si tuvieras el cuerpo de tus sueños? ¿Y si estuvieras viviendo la vida de tus sueños? ¿Y si tuvieras tu peso perfecto, en este preciso momento?

¿Qué haría tu yo futuro cada día de su vida?

Estarías tomando decisiones que harían que tu cuerpo se sintiese de maravilla. Harías ejercicio, porque te hace sentir muy bien. Dirías que no a las cosas que no quieres. Ni siquiera te forzarías a hacer nada que no te hiciese sentir bien. Vivir con abundancia, libremente y en total paz contigo misma. Nunca sentirte culpable con respecto a la comida.

Piensa en lo genial que te hace sentir eso. Puede ser tuyo en un instante si decides encarnar el sentimiento en este preciso instante y vives esa historia en lugar de la antigua.

¿Cuál es tu porqué?

Empieza a pensar acerca de por qué es tan importante para ti, *personalmente,* que realices este cambio. ¿Pero es eso lo que quieres de verdad? Sé total y completamente honesta.

Independientemente de cuáles fuesen tus batallas pasadas con la comida, el peso o tu imagen corporal, ¿qué es lo que está motivando que lleves a cabo un cambio?

¿Cuál es tu gran porqué? ¿Qué está haciéndote querer acabar con esta batalla?

Quizás estés buscando dar la bienvenida al amor en tu vida y sepas que eso es bastante difícil de hacer si primero no te quieres a ti misma. O puede que estés eliminando viejos capítulos de tu vida y que estés lisa para entrar en uno completamente nuevo. Podría ser que tu relación esté sufriendo de verdad por cómo te sientes contigo misma. Lo sé porque a mi relación le pasó.

Podría ser que hayas apartado a tus amigos o a tu familia porque no puedes relajarte durante los eventos sociales, porque en todo lo que piensas es en la comida y en lo que has hecho que signifique. O podría ser que tú y tu pareja estéis intentando quedaros embarazados ahora y que sepas que tu cuerpo tiene que ser un entorno seguro y saludable, alimentado con amor y una buena nutrición.

En mi caso, tal y como he descrito anteriormente, mi principal razón para querer acabar con la guerra con mi cuerpo y cultivar una relación hermosa con él fue cuando me di cuenta lo desesperadamente que quería ser madre un día, pero empecé, de inmediato, a experimentar pensamientos egocéntricos afectados por el temor y motivados por el miedo en relación con la concepción, el embarazo y el transmitir mis malos hábitos alimenticios y la mala imagen que tenía de mi cuerpo a mis hijos.

Decidí, en ese mismo momento, que ya era suficiente y que la batalla tenía que acabar de inmediato. Esto ya no tenía que ver conmigo: tenía que ver con mi futura familia.

Ése fue mi GRAN PORQUÉ.

Si esto cala hondo en ti de alguna forma, debes saber lo siguiente:

Tus hijos no pueden evitar imitarte.

Incluso aunque creas que les estás *diciendo* todo lo correcto, seguirán imitando a mamá y la forma en la que te comportes en lo tocante a la comida, a la gente y a cómo te hablas cuando estás frente al espejo o cuando te pruebas ropa.

Asume la responsabilidad.
Escoge ser un modelo a seguir para tus hijos
y los hijos que vengan después.
Puede que no sigan tus consejos,
pero seguirán tu ejemplo.

Cuando encuentres tu porqué y tu relación con tu comida y tu cuerpo mejoren, lo mismo pasará con el resto de las áreas de tu vida. De repente encontrarás un gran placer en todo lo que hagas.

Te sentirás feliz, exultante y libre de nuevo, y como si realmente pudieras sacarlo todo, cualquier cosa que quieras, de la vida. Y aquí está la magia: que puedes hacerlo de verdad.

PARTE IV
• • • • • •

*Queda saciada:
¿de qué tienes hambre?*

Di «¡Sí!» a salir a comer fuera,
las celebraciones de cumpleaños,
las fiestas para celebrar
la futura maternidad
y las despedidas de soltera,
y disfruta intensamente
de cada momento de estos eventos.
Pero recuerda: nadie (por suerte)
te está forzando a comer.
Eres, después de todo, la jefa
de tu vida y de tus elecciones
de alimentos.

No puedes comerte tus sentimientos

Cuando pensamos en el hambre, pensamos en nuestra tripa rugiendo, pidiendo ser alimentada. Pero quiero preguntarte, honestamente, diosa: *¿de qué tiene hambre tu alma? ¿De qué tienes más apetito en la vida en este momento?*

- ¿Éxito?
- ¿Intimidad?
- ¿Resolución?
- ¿Reconocimiento?
- ¿Sensualidad?
- ¿Creatividad?
- ¿Aceptación?
- ¿Libertad?

¿Qué es lo que más *deseas?* ¿Qué no estás obteniendo de tu vida, tu entorno, tus relaciones que podría hacer que recurras a comer en exceso?

El hambre frente a los antojos

Empieza a prestar atención a lo que tu cuerpo te está diciendo: ¿estás hambrienta o estás experimentando un antojo o un deseo de *algo distinto a la comida?*

115

Si has estado a dieta alguna vez, entonces quizás hayas pensado que era buena idea intentar ignorar tu hambre o intentar alejar tus antojos distrayéndolos con algo.

En lugar de ignorar tus antojos, odiarlos o intentar distraerlos con algo, te pido que empieces a aceptarlos, respetándolos y fijándote cuidadosamente en ellos.

Cuando empieces a hacerlo, ya no serás esclava de los antojos. Estas ansias están aquí para decirte algo. ¿Qué es lo que más ansías en la vida? ¿Qué ansías realmente ahora si eliminas la comida de la ecuación?

En la vida, todos anhelamos sentirnos conectados, aceptados, plenos, satisfechos. Ansiamos sentirnos amados y aceptados por los demás y por nosotros mismos.

> ***Tus antojos están ahí para ayudarte***
> ***a orientarte hacia tu yo más auténtico***
> ***y tu vida más motivada por tus objetivos.***

Hay una diferencia entre los antojos emocionales y la verdadera hambre.

Un antojo emocional es un deseo intenso y repentino de ingerir comida ahora mismo, lo que también puede provocar una sensación de pánico y urgencia. Si lo soportas durante unos diez o quince minutos, *pasará*. Lo sientes en tu cabeza, y no en tu estómago.

El hambre real llega gradualmente, a lo largo de un período de horas, a tu estómago. No te transmite una sensación de urgencia. No provoca que sientas pánico. De hecho, dispones de tiempo para pensar qué es lo que satisfará a tu cuerpo.

Pero, ¡VAYA!, lo intentamos. Cuando algo difícil sucede en nuestra vida, entramos en modo de supervivencia. Lamentablemente no somos tan geniales a la hora de comprender nuestros verdaderos *sentimientos*. A la mayoría de nosotros nos enseñan, desde que somos pequeños, a poner buena cara y a no aflojar. Probablemente hayamos tenido años de práctica en el uso de la comida como consuelo o recompensa.

¿Qué hay de escuchar cómo te sientes de verdad?

Cuando comemos por motivos emocionales, en esencia estamos sintiendo algo incómodo que no queremos sentir o no comprendemos, y entonces usamos la comida para *acallar* esos sentimientos; pero la insensibilización es, como sabes, sólo temporal.

Cuando comemos por motivos emocionales, todo lo que estamos haciendo en realidad es intentar *ahogar* los sentimientos o *inmovilizar-los*. Usamos la comida como forma de *elegir dejar* de sentir estos sentimientos. Frecuentemente, cuando nos sentimos rechazadas, solas o estresadas, la comida esa la cosa a la que recurrimos de inmediato. La comida nos aporta sentimientos de consuelo y cariño. La comida nos parece como el amor.

¿Pero qué sucedería si, de hecho, te sentaras con esos sentimientos y te preguntaras, honestamente, qué está sucediendo? ¿Qué sucedería si, de hecho, te pararas un momento, te mostrases curiosa y preguntases: «¿Qué estoy experimentando realmente ahora mismo?».

Piensa en lo normal que es anestesiar nuestros sentimientos: tomar una taza de café por la mañana, o una copa de vino por la tarde para «limar las asperezas» del día. Piensa en lo socialmente aceptable que es usar la comida como una forma de consolarte cuando estás triste, o para levantarte el ánimo cuando necesitas que te despabilen.

¿Qué estás intentando RETIRAR de tus sentimientos? Noticia de última hora: ¡No puedes comerte tus sentimientos!

Aquí tenemos una herramienta realmente importante que espero que tomes y utilices cada vez que quieras zambullirte en profundidad en tu relación con la comida y sanar unos patrones negativos y hábitos no deseados.

Simplemente detente, reduce el ritmo de tu respiración y pregúntate: «¿Cómo me estoy sintiendo en este preciso momento?». Eso es, literalmente, todo en lo que consiste. ¿Cómo me estoy sintiendo exactamente ahora? Y entonces responde con cómo te estás sintiendo. Define tu sentimiento, y luego, en lugar de usar la comida, *reflexiona* sobre el sentimiento.

Probablemente habrás oído hablar del término «comer consciente-mente», algo que puede que te parezca lo más difícil de hacer si estás acostumbrada a recurrir a la comida para insensibilizar cualquier sentimiento que experimentes; pero comer conscientemente también se conoce con el nombre de *prestar atención.*

Pararse. Respirar. Prestar atención y preguntar qué sucede con esto: ¿cómo me estoy sintiendo? Muéstrate curiosa. Fíjate en tus sentimientos. Conviértete en tu propia detective.

Si hay una lección que vayas a llevarte de este libro permite, por favor, que se trate de prestar atención a estos sentimientos. Quizás no necesites ponerte la mano en el corazón y cerrar los ojos: quizás sólo necesites reducir el ritmo y preguntarte, tranquilamente, cómo te estás sintiendo.

Te estoy retando a *pillarte con las manos en la masa,* justo antes de que te veas llamada a comer o incluso a *darte un atracón a medias.* Habrá un momento en el que *sabrás* que tienes la opción de parar y tomar una mejor decisión para ti o de maltratarte con la comida.

Tener la capacidad de detenerte antes de darte un atracón es algo que, por sí mismo, puede cambiarte bastante la vida.

Ahora tiendo a preguntarme «¿Cómo me estoy sintiendo?» antes de cada comida y cada vez que como. Ahora, el 95 % de las veces la respuesta es «hambrienta»; pero en ocasiones me sigo encontrando con que quiero comer por razones emocionales. Aquí tenemos lo que sucede cuando eso ocurre:

Pregunta: «¿Cómo me siento?».
Respuesta: «Te sientes agobiada y estresada».
Pregunta: «¿Es la comida la respuesta para el agobio o el estrés?».
Respuesta: «No. Estaría consumiendo alimento con todas las intenciones equivocadas, con la energía incorrecta rodeando a todo el proceso y en un estado estresado, lo que significa que probablemente engulliría toda la puñetera comida».

Lo que *realmente* calma mi agobio es cuidar de mí misma, el yoga, la meditación o, simplemente, respirar hondo, irme a dar un paseo, desconectar teléfono o apartarme de las redes sociales durante un día, leer un libro y escribir.

Pregunta: «¿Cómo me siento?».

Respuesta: «Agotada».

Pregunta: «¿Es la comida la respuesta para solucionar el agotamiento?».

Respuesta: «No, pero dormir sí. Vete a dormir una siesta reparadora o vete pronto a la cama hoy. La comida no hará que te sientas menos agotada. En este caso la respuesta es dormir, y no los carbohidratos».

Esto es más fácil de decir que de hacer. Lo sé, pero todo consiste en la práctica. No vas a sentir como si, de repente, el camino de la diosa *calase en ti: ¿Y ahora qué?* Éste es un principio y una herramienta con la que puedes guiarte todos y cada uno de los días, y sí, lleva tiempo.

Así pues, ¿cómo sientes, diosa? ¿Te toca la fibra sensible alguna de las siguientes emociones con respecto cómo te sientes antes de recurrir a la comida?:

- ¿Enfadada?
- ¿Ansiosa?
- ¿Estresada?
- ¿Agobiada?
- ¿Sola?
- ¿Aburrida?
- ¿Perdida?
- ¿Decepcionada?
- ¿Agotada?
- ¿Molesta?
- ¿Emocionada?
- ¿Feliz?
- ¿Asustada?
- ¿Rechazada?
- ¿Desconectada?

Puede que sea doloroso adentrarse en esto, diosa, pero es una parte absolutamente necesaria para tu proceso de crecimiento y sanación. Por favor, confía en mí y hazlo.

Siendo consciente y observándote a ti misma (sintiendo curiosidad por tus sentimientos y conectando de verdad con tu cuerpo y escuchándole) enviarás a tu organismo este mensaje:

«Estoy aquí. Estoy preparada para escuchar. Estoy lista para cooperar, en lugar de usar la comida para enmascarar o anestesiar los sentimientos». Y diosas, ese mensaje es muy y muy útil.

La diosa Sally

«A veces, los viejos hábitos empiezan a entrar a escondidas, pero ahora soy tan plenamente consciente de ellos que los reconozco y puedo averiguar por qué están mostrando su cara y ocuparme de ellos».

Estaba completamente perdida en cuanto a mis hábitos alimentarios, me sentía continuamente frustrada y enfadada por no poder comer (lo que pensaba) que quería, y que si lo hacía ganaría peso. ¡Pensaba que eran MUY injusto! ¿Cómo podía ser que otras personas (delgadas) comiesen lo que quisiesen y no ganasen peso? Pensaba que debía de tratarse de mis genes. Había probado TODAS las dietas existentes y vi que si me ceñía a ello, podía perder cinco kilos en una semana. Si no lo hacía, podía ganar tres kilos. Pensé que así es como pasaría mi vida, y nunca creí que pudiera ser esbelta durante más de algunos meses cada vez. ¡Pensé que batallaría con mis demonios de la alimentación emocional de por vida!

Mis problemas con la comida empezaron cuando era niña. Cuando papá tenía un mal día se mostraba física y mentalmente violento, y mi madre nos consolaba (a mí, a mi hermano y a ella misma) con comida. Pastel, chocolate, helado. Reducía el dolor ligeramente durante un rato, pero a medida que me fui haciendo mayor, seguí recurriendo a la comida en búsqueda de consuelo. Cuando era adolescente mi padre me cebaba con cantidades excesivas de mis alimentos favoritos y elogiaba lo bien que comía, por lo que comía más (los elogios por su parte eran una rareza) y más y más. Entonces, cuando engordaba me criticaba y le decía a la gente que tenía la misma constitución que mi madre, a la que llamaba obesa y asquerosa durante las peleas.

Pensé que hacer dieta era la única forma de estar delgada (me habían lavado el cerebro total y absolutamente) y que la única razón por la que estaba gorda era porque no podía ceñirme a una dieta. No se me ocurrió que con mi participación en todo el circo me estaba preparando para un fracaso. Pensé que estaría a dieta durante el resto de mi vida. Creí, de verdad, que así sería la vida: perdería peso, lo mantendría alejado durante un par de meses, lo volvería a recuperar sumándole algunos kilos más y luego volvería a perder peso de nuevo.

Mel me mostró, paso a paso, cómo desmontar mis hábitos alimentarios, por qué comía de la forma en que lo hacía, por qué comía de las cosas que comía, y por qué tenía la relación que tenía con la comida y mi cuerpo. Al comprender mi comportamiento y las razones por las cuales lo tenía fui capaz de abandonarlo por completo.

Ahora como para nutrir mi cuerpo y mi alma. La mayor parte del tiempo elijo alimentos que me proporcionan energía y me hacen sentir bien. Ahora peso trece kilos menos y, de hecho, como lo que quiero y disfruto con la comida. Escuchando a mi cuerpo he descubierto que sabe exactamente qué quiere. Si como algo que no sea muy nutritivo, tampoco pasa nada: ya no me castigo ni me digo cosas horribles a mí misma. Pero ahora comprendo que ya no tiene que ver con la comida: tengo otras formas de lidiar con un mal día. Me doy un baño, me hago la manicura, me reúno con mi madre o con amigas o me compro algo bonito: cualquier cosa que alimente a mi alma.

Abandona las distracciones

Cuando estés comiendo, come.

Eso significa dejar de comer mientras estés en movimiento, mientras estés trabajando en tu escritorio, revisando *emails* o echando una ojeada en las redes sociales. De hecho, no mires tu teléfono mientras estés comiendo. Concéntrate únicamente en los alimentos y la comida. Éste es el mayor error que nos encanta cometer a las mujeres ocupadas cuando se trata de la comida: no ralentizamos nuestro ritmo y simplemente comemos. Intentamos hacer múltiples tareas mientras comemos.

Y sí, comprendo que todo el mundo está ocupado, pero *tienes* tiempo para comer. Tienes, por supuesto, que empezar a priorizar tu comida y tu bienestar, ya que van de la mano. ¿Permitirías que tu hijo o tu empleado comiesen de la forma en la que lo haces tú: constantemente en movimiento, sin reposar en absoluto, engullendo la comida y cogiéndola mientras sales a toda prisa por la puerta?

Dirías: «¡Oye, tómate un descanso! Come tranquilo. Baja el ritmo». No permitas que sea diferente para ti. Come sin distracciones, sin correr de un lado a otro, no mientras vas o vuelves del trabajo: come conscientemente, estando al tanto de lo que haces. Presta atención a tu comida.

¿Qué te llena?

«Responde a cada llamada que emocione a tu espíritu».

RUMI

Presta atención y muéstrate curiosa.

- ¿Qué cosas en la vida te hacen sentir tan llena que podrías reventar?
- ¿Qué hace que tu corazón palpite?
- ¿Qué te hace sentir completa, conectada, plena?
- ¿Qué te hace sentir curiosidad?
- ¿Qué te fascina de verdad?
- ¿Qué es lo que te alimenta de verdad?
- ¿Qué es lo que nutre a tu alma de verdad?

Las respuestas a estas preguntas suelen encontrarse en las actividades creativas o los pasatiempos sin complicaciones y que te resultan sencillos, o en cosas que hacen que te quedes con los ojos abiertos con fascinación y curiosidad: cosas que te hacen sonreír de inmediato o te iluminan.

Podría tratarse de cualquier cosa: escribir, leer, pintar, hacer yoga, la meditación, cocinar, hacer punto, coser, el maquillaje, obras de arte, actuar, cantar, la fotografía, bailar, tocar un instrumento musical, pintar, diseñar, hacer joyas, hacer velas…: las posibilidades son interminables.

¡Y no creas que tienes que escoger sólo una! Nos sometemos a una gran presión para dar con nuestra verdadera «llamada» en la vida, pero lo cierto es que probablemente tengas varias. Además, deberías aventurarte de verdad en todas ellas. Sí, por la presente se concede permiso para aventurarse.

Pregúntale a tu niña interior

Si estás atascada y no tienes ni idea de lo que te llena, puede que tu niña interior lo sepa.

Regresa a la época en la que estabas creciendo. ¿Qué te llenaba entonces? ¿Qué te encantaba hacer de verdad y hubieras hecho durante todo el día, hasta muy tarde? ¿Qué te llenaba antes de quedar constreñida por la vida adulta y de que la sociedad te dijese que debías de dejar de hacer cosas sólo por diversión y que tenías, siempre, que relacionarlas con un objetivo o un resultado?

¿Qué alimentaba a tu alma cuando eras niña?

Yo siempre fui una niña muy creativa y un espíritu libre, y llenaba mi tiempo fuera del colegio con el baile, la escritura, la lectura y los deportes. Además, la astrología y las sirenas siempre me habían fascinado. Mientras crecía, me imaginaba siendo una bailarina de ballet, una novelista, una estrella del pop, una sirena, una artista, una editora de una revista, una Spice Girl y cualquier cosa intermedia.

¿Qué le encantaba de verdad hacer a tu niña interior *sólo* por diversión, antes de que creciera para convertirse en una adulta con responsabilidades y expectativas sobre a qué pensaba que *debería* dedicar su tiempo?

Nutriendo tu alma será mucho menos probable que necesites llenar el vacío con comida.

Quizás, y sólo quizás, ese vacío podría llenarse con el tipo de creatividad y pura alegría de las que disfrutabas cuando eras niña, y eso ha faltado en tu vida desde entonces.

> «No dejamos de jugar porque envejezcamos, sino que envejecemos porque dejamos de jugar».
>
> BENJAMIN FRANKLIN

¿Qué otras cosas te llenan? ¿Qué te llena, como adulta? ¿Qué te encanta hacer en la actualidad que sea *sólo y puramente* por diversión y alegría?

¿Qué hace que tu alma esté feliz? ¿El yoga? ¿Bailar? ¿Los paseos largos? ¿El deporte? ¿Las noches íntimas en casa? ¿Darte un baño caliente con espuma? ¿Los días en los que te das algún gusto? ¿El tiempo que pasas con tu mejor amiga, tu pareja, tus hijos o tu perro? ¿Cocinar? ¿La jardinería? ¿El diseño?

Anota tus pensamientos y luego echa un vistazo realmente atento a lo que has escrito. ¿Estás obteniendo una cantidad suficiente de estas cosas en tu vida, o está tu vida llena de cosas, trabajos, actividades y gente que, en realidad, *no te llenan en absoluto?*

Si es así, eso podría, muy posiblemente (de hecho, probablemente) ser otra razón subyacente por la que intentes llenarte con comida y la raíz de cualquier hábito alimentario emocional no deseado.

Trabajé con una encantadora diosa llamada Kathryn, que es una actriz que vive en Los Ángeles. Llevó a cabo este ejercicio y encontró ciento y una cosas maravillosas que la llenaban, como por ejemplo pasar tiempo con su hermana, ir a clases de yoga, el diseño de interiores, diseñar y crear cosas bonitas, decorar y reorganizar, estar fuera de casa, el diseño de moda, el maquillaje...

Y cuando nos fijamos en su lista, quedó claro que actuar ni siquiera aparecía. El oficio al que había elegido dedicar su vida ni siquiera la estaba llenando ya. Se había convertido en una tarea verdaderamente rutinaria y aburrida para ella, y resultó que era un factor enorme en sus hábitos alimentarios no deseados. Cuando empezó a hacer más de las cosas que la llenaban (conseguir un trabajo como ayudante de diseño de interiores, pasar más tiempo haciendo yoga, dejar de sentirse culpable por crear cosas sólo *por diversión),* se libró de la presión del trabajo de actuar, y el darse atracones y la alimentación emocional parecieron simplemente evaporarse.

A veces duele admitir que las cosas a las que hemos decidido dedicar nuestra vida ya no nos llenan. Sentimos como si todavía *debiéramos* seguir queriéndolas y que *deberían* hacernos felices, pero lo cierto es que está *perfectamente* bien a aventurarse también en otras cosas. Muchas de nosotras tenemos múltiples pasiones: no deberíamos sentirnos aferradas a sólo una.

Si tu vida no te llena,
es mucho más probable que, en su lugar,
recurras a usar la comida para que te llene.

Sé la mujer al mando de tu propia vida

No necesitas el permiso de nadie para vivir la vida con la que sueñas.

No necesitas esperar a que alguien diga: «Sí, ahora eres digna. Ponte en marcha y crea la vida que deseas».

......

Ese momento ha llegado, diosa.
Puedes diseñar la vida con la que sueñas.
No importa si a los demás no les gusta.
Ni siquiera importa si no lo entienden.
Mientras te guste a *ti*,
mientras *tú* lo comprendas.
Tú, y sólo tú, eres la jefa de tu vida.

......

Si te encuentras en una historia que no es la tuya,
tienes derecho a irte.
Si te encuentras en un trabajo que odias,
en una relación que te vacía,
o en una amistad que se ha vuelto tóxica,
tienes derecho a abandonarla.

......

Estás al mando.
Eres responsable de tu felicidad.
Eres la mujer al mando de tu propia vida.

......

Ve y difunde tu luz por el mundo.
Nunca te sentirás realmente «preparada».
Nadie vendrá a decirte cuándo estás preparada.
El estar preparada nunca llega,
el estar preparada es ahora,
Ve y hazlo.

Llénate de ti misma

Duele un poco, ¿verdad?
¿Y si oyeras a alguien decirlo acerca de ti?
«¡Está tan pagada de sí misma!».
«¡Se quiere tanto a sí misma!».
Puede que tú lo dijeras de otras personas,
a mí me lo han dicho...
y admito que, en el pasado, yo también lo he dicho de otros,
puede que nos haga sentir mejor de alguna forma.
«¡Es tan engreída!», decimos, poniendo los ojos en blanco.

......

En algún punto a lo largo del camino,
pensaste que te haría sentir más segura
atenuar tu luz,
encajar con la multitud,
que gustases más,
no destacar demasiado,
no vivir demasiado a lo grande,
no intimidar a quienes estaban a tu alrededor,
no brillar con demasiada intensidad,
no ser juzgada,
permanecer donde te encuentras segura.

......

Si realmente nos quisiéramos o estuviésemos «muy pagadas de nosotras mismas»,
¿qué pensaría la gente?

......

Solía odiarme.
Sentirme rota,
incomprendida,
perdida,
desesperada por gustar,
desesperada por encajar,
lo último que quería era amarme.
Sólo quería gustar a la gente.

......

Diosa,
no estás predestinada a encajar.
Estás predestinada a encajar en TI.
¡Estás predestinada a estar pagada de ti misma!
¡Estás aquí para vivir A LO GRANDE!
Estás aquí para enamorarte de ti misma.
Si no estás pagada de ti misma,
si no estás enamorada con quién eres en este mundo,
¿quién lo estará?

......

Eres magnífica
y es tu derecho divino
estar LLENA de tu propia vida,
dejar tu felicidad en TUS propias manos,
en lugar de estar buscando siempre dejarla en manos de otra persona.

......

Eres magnífica
y es tu derecho divino
enamorarte de ti misma.
Sé consciente de quién naciste para ser
y diseña una vida que ames.

· · · · · ·

Eres magnífica
y es tu derecho divino
decirte «Sí» a ti misma,
decir «No» a las cosas que no te sirven,
todo ello porque te quieres.
Y te conoces
y estás LLENA de tu propia vida.

· · · · · ·

No estamos aquí para amilanarnos simplemente para así no moles-
tar ni intimidar a nadie.
No estamos aquí para encajar simplemente para no ser juzgadas.
La gente lo juzgará todo, de todas formas: no puedes evitarlo.
La primera y más importante relación de tu vida
es la que tienes CONTIGO MISMA.
Todo en tu vida
es un reflejo de esa relación.

· · · · · ·

Estar pagada de ti misma no es un insulto,
es un enorme halago.

· · · · · ·

Cuando estamos LLENAS de nosotras mismas, estamos repletas.
Llevamos unas vidas ricas, plenas, abundantes,

estamos llenas, satisfechas: felices, contentas, agradecidas.
No buscamos otras cosas para que nos llenen...
(como la comida).

......

Así pues, por la presente te reto a LLENARTE de ti misma...
Pruébalo para ver si te sienta bien, diosa...

PARTE V

• • • • •

Silenciando las dudas

La única cosa que se interpone
entre tú y la vida y el cuerpo
de tus sueños son las sandeces
que te sigues diciendo sobre por qué
no puedes hacerlo
o no lo mereces.

Conoce a tu perra delgada interior

Ella es la voz que hay dentro de tu cabeza que te dice que necesitas iniciar una dieta este lunes antes de que «te desmadres».

Esa voz quiere que te aferres con fuerza a un nuevo conjunto de normas que seguir, mientras, al mismo tiempo, te dice que eres un fracaso en todo lo que haces.

Es la voz que te llama gorda cada vez que pasas por el escaparate de una tienda y la que se adueñó de tu mente cuando estabas obsesionada por entrar en *ese* vestido para aquella ocasión. Y es la voz que pensó que era genial vivir a base de refrescos de cola sin azúcar y manzanas durante todo el día en esa época.

También es la voz que refunfuña sobre otras mujeres. Sí: ¡ella es *esa* voz! *La voz que juzga a otras mujeres basándose en su cuerpo.* La que compara tu cuerpo con el de todas las demás personas que hay en una habitación. La que te dice que *«necesitas»* perder otros cinco kilos y la que te convirtió en una esclava de la báscula.

¿Esa voz? Es tu Delgada Interior, tu otro yo. Salúdala. Hasta puedes ponerle un nombre si quieres.

Lo cierto es que esa voz existe en la cabeza de cada mujer, y es cuando la escuchamos y le cedemos el poder, cuando nos vamos a pique.

No estás perdiendo el control: simplemente le has dado a esa perra un micrófono y un escenario.

Esta perra representa tu miedo de no ser nunca suficiente: lo suficientemente buena, lo bastante delgada, lo suficientemente perfecta. Esta perra está aquí continuamente para ponerte a prueba, y lo hará.

Tu otro yo, la Delgada interior, nunca desaparece por completo: simplemente aprendes a callarla o a ahogarla. Dile cuál es su lugar, y entonces aprenderá a bajar la voz y a meterse en sus asuntos.

Ciertamente, es toda una habilidad ponerla en su sitio cada día, pero cuanto más lo hagamos más fácil se volverá.

¿Cómo?

¡Con AMOR, por supuesto!

Ahógala con pensamientos y palabras de amor y nunca logrará ganar.

Cuando comprenda que no vas a tolerar ninguna más de sus sandeces, bajará la voz. Puede que te susurre al oído de vez en cuando, pero sabe que la descartarás y golpearás con fuerza igual que una mosca que estuviese revoloteando alrededor de tu oreja.

En el momento en el que le prestes tu oído, te enviará, muy contenta, hacia un pozo de autodesprecio de la «gordura» y el «fracaso», y tú se lo estarás permitiendo voluntariamente. Prácticamente te sometes a ella, con esposas y todo.

En lugar de eso, di: «Asquerosa, me estás aburriendo. Cambia de disco, en serio. Estoy harta de esta basura de sigues reproduciendo. Las cosas con las que sales son realmente risibles. ¡De verdad, sueltas tantas tonterías! *La, la, la...* ¿Ha oído alguien algo? *¡Aburrida, nadie te está oyendo!* Ya estoy realmente harta de esta conversación... *Eres un muermo*».

Inunda completamente tus pensamientos de AMOR, y si necesitas algunas frases que te ayuden a avanzar, prueba con cualquiera de estas:

- ¡Soy tan merecedora de amor!
- ¡Me siento y, por lo tanto, tengo un aspecto realmente fabuloso hoy!
- Soy singularmente hermosa a mi propia manera.
- Me encanta este desordenado viaje en el que me encuentro: es muy real y maravilloso.
- La vida es demasiado corta para encarcelarme a mí misma.

- Me encanta lo libre que me siento en mi cuerpo.
- Me encanta lo libre que me siento alrededor de la comida. No paso tiempo obsesionándome por ella.
- Nutro a mi cuerpo con alimentos que me hacen sentir y tener un aspecto genial.
- Yo soy la que decide qué entra en mi organismo cada día.
- Decido hablar conmigo misma sólo con pensamientos y palabras cariñosos.

Tarde o temprano, los gritos y el revoloteo de tu otro yo, la Delgada interior, se convertirá en un débil susurro y una vocecilla mansa.

Mi otro yo, la Delgada interior, solía dominar mis pensamientos. Ahora, ella va a hablar, pero en realidad, ni siquiera le sale nada por la boca. Simplemente sabe que no toleraré sus tonterías aburridas nunca más.

Tu historial con la comida

«Como mujer, lleva años desaprender aquello que te han enseñado por lo que debes sentir lástima».

AMY POEHLER

Piensa en todos tus recuerdos, asociaciones y creencias pasados relacionados con la comida, el peso y las dietas. Piensa en tu relación con la comida cuando eras niña. ¿Era la comida un sistema de recompensa? ¿Te hacían acabarte cada bocado de comida que había en el plato antes de que te permitieran levantarte de la mesa? Si es así, ésa podría ser una razón por la cual ahora no estés escuchando a tu cuerpo ni dándote cuenta de cuándo está lleno.

Si te hubieran criado, durante años y años, teniendo que comerte todo lo que había en el plato, probablemente lo pasarías mal para entender cuándo estás llena o no, y te costará dejar de comer cuando tu cuerpo esté lleno. Una vez más, eso es completamente normal. Sin embargo, no te juzgo: eres, simplemente, el resultado de tus circunstancias y tu entorno, como lo somos todas las demás; pero quiero que aclares tu mente de forma cristalina, ya que en esta historia hay cosas que aprender.

Piensa en cada dieta que has seguido y en cómo te hizo sentir; en cada norma relativa a la comida que te marcaste; en cada plan de comidas que has iniciado y en todo lo que funcionó y en lo que no; en cada vez que comías y muy dentro de ti sabías que no era el hambre lo que te estaba llamando a comer.

¿Podría tratarse de algo que alguien te dijo sobre tu peso? ¿Algo que alguien (una expareja o jefe, un compañero de trabajo, una vieja amiga del colegio, tus amigas) dijo sobre tu cuerpo y que se te quedó grabado y dejó una impronta en la relación que ahora tienes con la comida?

¿Podría ser que, inconscientemente, estés usando la comida y el peso extra para sentirte «protegida», lo que podría tener su origen en una experiencia de maltrato o traumática hace años?

Destapar estos recuerdos puede ser extremadamente doloroso, pero todas estas historias y recuerdos aportan su contribución a **tu historia** en relación con la comida y tu cuerpo.

Cada día vives tu vida basándote en **tu historia.** Está formada por cada uno de tus recuerdos, creencias, viejos patrones y hábitos, y las pequeñas cosas que has aprendido a lo largo del camino. Es lo que te dices cada día sobre ti misma.

Pongamos, por ejemplo, que hace una semana iniciaste una depuración a base de zumos y al segundo día cediste y te ventilaste una caja entera de bombones.

Te sentiste una fracasada, como si fueses una inútil, como si tuvieses una porquería de fuerza de voluntad. Podrías muy bien estarte contando una historia de: «No puedo llevar a cabo las cosas hasta el final. No puedo completar la depuración a base de zumos. Debo de ser adicta al azúcar».

Y si has fracasado con muchas dietas en el pasado, entonces podrías estar diciéndote constantemente: «Soy una fracasada. Soy incapaz de mantenerme firme», y ésta podría ser una razón por la cual estés saboteando constantemente tus esfuerzos por llevar una vida saludable, porque ya crees que eres incapaz de llevar a cabo las cosas hasta el final. Por supuesto, no eres *tú* la que se dice estas cosas a sí misma, sino que es tu otra yo, la Delgada interior, que está trabajando, dándote su tabarra usual.

«Nombrado debe tu miedo ser antes de desterrarlo poder».

MAESTRO YODA

Historietas ridículas

Lamentablemente, suele haber muchas tonterías en nuestras historias. Éstas tienen un papel importantísimo que desempeñar en la forma en la que te hablas, en la manera en la que piensas de ti misma y en las formas en las que puedes estar saboteándote.

Las historietas ridículas son eso: ridículas. El problema surge de verdad cuando empiezas a creerte que tus historietas ridículas son reales. Por ejemplo, tu historia puede incluir cualquiera o todas las siguientes historietas ridículas:

- Soy demasiado corpulenta para vivir la vida que de verdad quiero.
- Nunca voy a tener el aspecto de esa modelo, ¿así que para qué preocuparme?
- Soy una inútil en todo.
- No vale la pena cocinar si sólo lo tengo que hacer para mí.
- No vale la pena que nadie haga cosas cariñosas por mí.
- De todas formas, no soy el tipo de chica que hace ejercicio.
- La vida es demasiado corta para ser una de esas personas sanas.
- Tengo una pésima fuerza de voluntad.
- Soy un desastre en lo tocante a ceñirme a una alimentación saludable.
- No soy digna de llevar ropa bonita.
- Mi genética hace que tenga sobrepeso.
- Siempre he sido adicta al azúcar: así soy yo.
- Siempre he tenido problemas con la comida y siempre los tendré.
- El chocolate es mi talón de Aquiles.
- Siempre tengo que pedir postre, si no, siento como si la comida no fuese completa.
- Siempre soy la corpulenta.
- Si pierdo peso no le gustaré a nadie.
- Si gano peso no le gustaré a nadie.
- Esta persona me está juzgando porque mi cuerpo tiene un cierto aspecto.

El reto consiste en valorar tu historia y separar las tonterías de las verdades. Así pues, echemos un vistazo a la historia anterior. ¿Qué es verdad y qué es una historieta ridícula que está evitando que consigas lo que realmente quieres?

Una de mis clientas llevó a cabo este ejercicio y se dio cuenta de que se había estado aferrando a un recuerdo de hace años, cuando estaba en una clase de baile y la llamaron «chica grande». Su profesora de baile había dicho: «Las chicas grandes colocaos en la parte de atrás», y la enviaron a la parte de atrás.

En realidad, a lo que la profesora se refería es a las chicas «altas», pero de la forma en que lo interpretó, creyó que quería decir que las chicas grandes no merecían ser vistas y tenían que estar en la parte de atrás.

Cuando pudo verlo y darse cuenta del poco sentido que tenía (y, de hecho, reírse de la enorme historieta ridícula que era), esto liberó más espacio, desde el punto de vista de la energía, para permitirle tener una relación maravillosa con su cuerpo, para que éste regresara hasta donde merecía estar.

Estas historietas ridículas puede que sean algo que ni siquiera seas consciente de que estás utilizando, pero las mantienes almacenadas en tu mente y te las explicas frecuentemente, sin necesariamente recitarlas en voz alta, lo que da lugar a más historietas ridículas en torno a otras mujeres.

Historietas ridículas sobre «mujeres reales»

Ahora, por favor, no pienses que estoy diciendo que éstas *son* tus convicciones. No lo estoy haciendo en absoluto. Simplemente las estoy exponiendo para que las rechaces, y si hay algo que hace que te detengas en seco entonces quizás quieras valorarlo durante un rato.

Si no has pasado tu vida siendo lo que se podría considerar una «mujer naturalmente esbelta», es bastante posible que hayas desarrollado algunas convicciones ridículas sobre cómo se desenvuelven estas mujeres. Ya sabes: para hacerte sentir mejor y esas cosas. Puede que ni siquiera las digas en voz alta, o que ni siquiera te des cuenta de que están ahí o de cuánto podrían estar reteniéndote..., pero hay algunas convicciones ridículas sobre las «mujeres delgadas» que he descubierto gracias a algunas de las diosas que se me han abierto:

- «De todas formas, las mujeres sanas no se divierten en su vida».
- «Si yo fuera tan esbelta no tendría una vida social».
- «No quiero ser una de esas mujeres delgadas. Soy una mujer *real*».
- «Las mujeres de verdad tienen curvas».
- «Las mujeres de verdad son fuertes».
- «Las mujeres de verdad saben cómo comer».
- «Las mujeres de verdad beben cerveza con los hombres».

Ver a las mujeres compartir este tipo de cosas sobre las «mujeres reales» me irrita enormemente. En caso de que necesites que te lo diga, A TI, que estás leyendo esto en este preciso momento: *tú* eres una mujer real.

Independientemente de cuál sea tu aspecto, de la forma de tu cuerpo, de lo que te guste hacer en tu tiempo libre en el gimnasio; sin importar cuánta diversión tengas en tu vida, lo que te guste beber y con quién lo bebas; sea cual sea tu talla de ropa, tu sexualidad. ¿Tienes vagina? *Felicidades*. Eres, oficialmente, una mujer real.

¿Pero puedes ver cómo estos comentarios lanzados de manera informal podrían estar evitando que, de hecho, avances hacia la vida que deseas de verdad?

Si perdieses nueve kilos seguirías siendo una mujer de verdad. Si ganases nueve kilos seguirías siendo una mujer real.

Me alegro de que hayamos aclarado esto. Ya basta de estas sandeces sobre quién es real y quién no, por favor.

Miedos muy arraigados

No confundamos las historietas ridículas con esos miedos muy arraigados que todos tenemos acechando en algún lugar. Puede muy bien que tengas miedo de que si pierdes peso y te conviertes en una de «esas mujeres sanas» quizás te vuelvas aburrida o pierdas a todas tus amigas. Puede que tengas un miedo muy arraigado de que, si *tuvieses* el cuerpo de una mujer sana que come bien y es activa, entonces también serías promiscua, una coqueta y estarías más disponible sexualmente, y tener toda esta atención suplementaria sería una perspectiva aterradora para ti. ¿Qué pasaría si implicara perder a tu pareja o que tu familia pensase que crees que ahora eres demasiado buena para ellos?

¿Puedes ver cómo estos miedos te mantendrán constantemente atascada? ¿De qué es de lo que tienes más miedo? ¿Qué podría estar evitando que vivas en un cuerpo que amas *de verdad*?

Sólo tú eres la autora de tu historia. ¿Qué historia te estás explicando día tras día que te esté afectando negativamente y evitando que vivas la vida que deseas?

Cuando pases a reconocer completamente tu historia en cualquier momento dado podrás decidir reescribirla al instante.

¿Cómo quieres que sea tu nueva historia? ¿Qué tal algunos de los siguientes ejemplos para que te sirvan de inspiración?

- Soy digna de tener un cuerpo en el que me encante vivir.
- Decido aceptarme exactamente por quién soy y por dónde me encuentro.
- Me perdono por cargar con estas viejas convicciones y ahora estoy lista para desprenderme de ellas.
- Soy una diosa y respeto mi cuerpo.
- Me mantengo firme en la idea de mi poder y es mi momento.
- Merezco ser feliz en mi cuerpo.
- Soy una mujer sana, feliz y dinámica.
- Estoy viviendo la vida que escojo.
- Mi cuerpo es mi hogar de por vida.
- Siempre amo mi cuerpo.
- Soy mucho más que mi reflejo.
- Soy muy hermosa y poderosa.
- ¡Hoy estoy en llamas!
- ¡Me siento tan bien!
- Me encanta nutrir mi cuerpo.
- Estoy muy contenta de priorizar mover mi cuerpo así.

Puedes, literalmente, cambiar el guion en tu cabeza. ¿Qué historia quieres contarte cada día?

En lugar de decirte a ti misma: «No tengo tiempo para hacer ejercicio, estoy demasiado ocupada», cambia esa historia por la de: *«¡Estoy muy contenta de priorizar el mover mi cuerpo de una forma que encaja en mi apretada agenda!».*

En lugar de decirte a ti misma: «Tengo dos hijos, por lo que siempre tengo que cocinar para la familia y ponerla en primer lugar, lo que significa que siempre soy la última», cambia esa historia por la de: «Me siento tan bendecida por tener dos hijos y tener la oportunidad de suponer un gran ejemplo para mi familia mostrándole cómo cuido de mi propio cuerpo».

Por supuesto, reescribir tu propia historia así no sucederá de un día para otro. Ésta es una práctica continua, al igual que imbuir tu día de pensamientos positivos y de ahogar los negativos no es algo que se dé de la noche al día. Hablarte con pensamientos cariñosos y haciendo que tu historia sea positiva lleva tiempo, práctica y mucho amor, pero pronto te resultará algo completamente natural.

Estás creando el mundo que ves con tus pensamientos y la historia que te cuentas constantemente en tu cabeza.

. . . .

LA DIOSA CORINNE

«Al final he aprendido a aceptarme de la forma que soy y, más importante todavía, a quererme y a desterrar el autoodio».

Podría llenar todo un libro con mi historia relacionada con la comida. Ha sido una montaña rusa emocional durante toda mi vida, y desde los seis hasta los treinta y dos años mi pesó subió y bajó como un yoyó.

Sé que soy un alma sensible, y parte de mi historia con la comida consiste en que nunca me sentí realmente querida ni aprendí a quererme a mí misma, y he caído en la depresión y salido de ella desde que tengo memoria. No sólo ha afectado a mi confianza en mí misma y a mi autoestima, sino que también ha evitado que consiga cosas que deseo desesperadamente y que soy capaz de hacer. Ha evitado que viva mi vida.

Durante los momentos más oscuros de mi vida, recurrí todavía más a la comida, y me daba atracones cada día porque me parecía el único pedazo de felicidad y disfrute del que disponía. Mucha gente me ha llamado gorda en el pasado y siempre me he considerado una persona gorda e inútil a la que nadie quería. En ocasiones la cosa estaba tan mal que recurrí a autolesionarme e incluso me planteé seriamente acabar con mi vida.

Desde que encontré a Mel y a las diosas, he abandonado todas las dietas. He dejado de centrarme en la comida y ahora lo hago en mi mentalidad y en la reflexión para comprender mis problemas emocionales. Estoy aprendiendo a quererme y haciendo un esfuerzo consciente por amarme y aceptarme tal y como soy. Ya no pienso que mi cuerpo me defina y estoy intentando hacer lo que es mejor para mi cuerpo, pero, además, no me estoy castigando si consumo una comida rica en calorías o me apetece pedir comida para llevar o algo de chocolate.

Lo mejor de todo es que siento que, finalmente, me he desprendido de todo eso.

• •

La maldición de las comparaciones

«Desde un buen principio te dicen que te compares con los demás. Éste es el mayor mal: es cómo un cáncer que sigue destruyendo tu mismísima alma porque cada persona es única y la comparación no es posible».

Osho

Así pues, ¿cómo detienes la maldición tóxica de compararte con todas las mujeres que hay en una habitación o, lo que es peor: en Internet?

¿Sabes qué? Esto sucederá de forma muy natural cuando dejes de hacerte la guerra. De hecho, empieza a suceder algo destacable cuando empezamos a querernos. Empezamos a prestar más atención a la belleza en otras mujeres que hay a nuestro alrededor en lugar de juzgarlas y comparar rasgos, defectos e imperfecciones. Empezamos a adorar a la diosa en las demás, además de en nosotras mismas.

«La comparación es un acto de violencia contra el yo».
Iyanla Vanzant

Una flor no piensa en competir con la flor que tiene al lado. Una rosa sabe que es una rosa hermosa y un lirio sabe que es un lirio hermoso. Una rosa nunca será un lirio y viceversa, pero crecen el uno al lado de la otra, se apoyan la una al otro y se permiten el uno a la otra a florecer completamente hasta convertirse en las flores individuales más preciosas que pueda haber.

La «comparacionitis» hará que te reprimas mucho más de lo que puedas creer. Es una forma en la que tu otro yo, tu Delgada interior, puede sabotear tus esfuerzos por quererte. Te dirá siempre que no eres lo suficientemente buena, que nunca lo has sido y nunca lo serás. También le encanta compararte con cualquier otra chica de Internet o que esté en la misma habitación que tú, basándose en lo guapa, exitosa o inteligente que pueda ser.

Esta voz no se esfuma así como así de un día para otro. He llevado a cabo mucho trabajo de quererme, querer a mi cuerpo y dejar fuera a esa vocecilla, pero sigue encontrando la forma de colarse entre las grietas. Es una diablilla taimada.

Ha llevado tiempo, pero, sinceramente, ahora me gusta vivir en mi cuerpo, y lo he conseguido con la práctica y el compromiso de dejar siempre que el amor entre. Los pensamientos negativos (sobre mí misma, mis capacidades o mi cuerpo) se deslizan de vez en cuando, pero los acallo por completo diciéndoles que no son bienvenidos. Nunca les permito transformarse en nada significativo. En lugar de ello, los reto a venir y a que se manifiesten, si tan valientes son, pero nunca lo hacen porque la voz del amor (tu alma, tu verdad) supera al miedo (tu ego, tus dudas).

Si te encuentras comparando tus capacidades, tu trabajo o tu cuerpo con el de otra mujer, primero fíjate y reconoce lo que está sucediendo. Entonces pregúntate tranquilamente: «¿Qué siento? ¿Por qué se ha puesto esto sobre el tapete y de dónde ha salido?».

¿Qué hay en esta otra mujer que te ha hecho saltar? ¿Qué partes de ti se están sintiendo vulnerables o amenazadas por su presencia a las que les puedas encontrar sentido? Esto no tiene que ver con esa mujer. Ella simplemente está siendo ella misma. *Se trata de ti.* Es muy probable que las partes de ti que sientes que saltan, las partes que están haciendo que te compares, son partes que ya tienes en tu interior.

Reconoce que la otra mujer eres tú. Las partes en ella que te hacen saltar son partes que hay en tu interior que tú también tienes. Puede que sean partes de ti abandonadas, o quizás sean partes que has reprimido.

Como siempre, cuando puedes ser realmente honesta con cómo te sientes (sin contenerte) eso suele aclarar muchas preguntas no respondidas y puedes convertirte en tu propia detective.

Luego permite que el amor regrese a tu interior.

Nadie puede compararse con ella. Ella es muy hermosa y encantadora. Su mismísima alma simplemente ilumina la sala. No es su maquillaje, ni la ropa que lleva. No es su cabello. No es su trasero. No son las fotografías que publica. Sino la forma en la que es ella misma sin mostrar arrepentimiento... Eso es lo que es irreemplazable y hace que brille muy intensamente. Nadie puede compararse con ella porque nadie es ella. Las otras mujeres no suponen una amenaza para ella. Sólo hay una como ella en el mundo, y eso es lo que la hace tan hermosa, y eso es lo que también te hace a TI hermosa.

Tú eres ella y ella es tú.
Cuando eres auténtica sin tener
que disculparte por ello, no hay comparación.
Todas somos hermosas y todas somos iguales.

No estás compitiendo con nadie.

La belleza de otra mujer no te hace
a ti menos hermosa.

La inteligencia de otra mujer no te
hace a ti menos inteligente.

El éxito de otra mujer no te convierte
a ti en una fracasada.

Deja de competir con las diosas
que hay a tu alrededor.

Todas somos únicas y todas somos
hermosas.

No hay competencia cuando estás
siendo tú misma.

La cultura de las famosas

Fíjate en cualquiera de las revistas femeninas del corazón y probablemente encontrarás las siguientes «historias»:

Portada: *¡Averigua cuánto pesan de verdad las famosas!*
Página 4: *¡Las estrellas presumen de sus «nuevas curvas» en la playa!*
Página 6: *¡La última dieta relámpago de las famosas!*
Página 12: *¡Un nuevo estudio dice que el chocolate y el vino ayudan a perder peso!*
Página 20: *¡Cómo perder 4 kilos en siete días para tus vacaciones en la playa!*
Página 24: *¿Qué hay en la nevera de esta famosa?*
Página 30: *Miedo por una estrella que parece «demasiado delgada». A sus amigas les preocupa que «haya ido demasiado lejos».*
Últimas páginas: *Anuncios de cirugía plástica.*

Se trata, simplemente, de otra forma de compararnos con otras mujeres: las mujeres que salen en los medios o en las revistas, las mujeres que salen en televisión, a las que seguimos el rastro en Internet, a las que nos comemos con los ojos en las vallas publicitarias.

Tomemos las revistas del corazón como ejemplo: ¿cómo te sientes mientras hojeas estas revistas y te ves forzada a compararte con estas mujeres? Di la verdad.

Estas diosas reconocidas (a las que hemos puesto bajo la mirada pública) son personas reales, ya sabes. ¿Podrías siquiera imaginarte tener tu cuerpo expuesto en la portada de estas revistas y que luego la gente lo mire con lupa y se lo coman con los ojos cientos de miles de mujeres cada día? (Después de todo, seamos honestas, los hombres no compran estas revistas para leerlas, sino que somos nosotras).

De hecho, ¿puedes imaginarte un equivalente masculino de estas revistas y periódicos sensacionalistas? ¿A los hombres criticando el cuerpo de otros hombres y hablando sobre quién tiene unos abdominales marcados y quién una tripa cervecera? ¿Quién ha ganado un par de kilos este invierno y quién los has perdido? ¿Fotos de ellos con sus bañadores de competición, presumiendo de cuerpo en la playa? (¡Cómo se atreven!).

No. Por supuesto que no puedes imaginártelo porque es enormemente ridículo, ésa es la razón. Y pese a ello, para nosotras, las mujeres, este comportamiento se ha convertido en la norma.

Evita llenarte la cabeza de basura y será menos probable que llenes tu cuerpo de basura. Los dos van de la mano.

Si quieres ser tu yo más feliz, dinámico y sano, piensa de verdad con qué estás alimentando tu *mente,* además de tu cuerpo. ¿Qué estás leyendo y viendo? ¿Estás llenándote la cabeza de pensamientos positivos y alentadores? ¿Estás enseñándote algo que valga la pena? ¿Te estás ayudando a avanzar o a retroceder o a quedarte atascada en la «comparacionitis»?

Deja de comprar revistas que fomenten la negatividad corporal y el juicio constante. ¿Qué esperas realmente que suceda en el interior de *tu* cabeza cuando las hojeas? ¿Cómo crees que afectará esto a tus elecciones relativas a la comida y a la relación que tienes con tu cuerpo?

¿Con qué pensamientos quieres llenarte la cabeza?

Realmente, tengo el sueño de tener una columna habitual en una revista femenina y ser una influencia positiva para las mujeres que la lean, y ayudarlas a transformar la manera en la que se ven a sí mismas y a su cuerpo. Una autoestima y amor por el propio cuerpo semanales, animando a las mujeres en lugar de destrozarlas. Afirmaciones positivas, algunas recetas geniales y, por supuesto, una sección de consejos y de preguntas y respuestas. Después de todo el daño que se ha hecho, es muy necesario.

¿No es ya hora de que empezásemos a elogiar a las mujeres que hemos puesto bajo el foco en lugar de destrozarlas y buscarles defectos?

¿No es ya hora de que nos apoyásemos mutuamente como hermanas y diosas compañeras?

¿No es ya hora de que nos demos cuenta de que la belleza de otra mujer no le resta a *nuestra propia* belleza?

> ***Ama y elogia a las mujeres que se encuentran***
> ***bajo el foco y la mirada pública,***
> ***al igual que deberías amar y elogiar***
> ***a las diosas que hay a tu alrededor.***

¡Y lee menos revistas del corazón y más libros!

Las vidas en forma de un carrete de las fotos más destacadas en Instagram

No es ningún secreto que estamos viviendo en la era de Instagram, Facebook, Snapchat y en la que todo tiene filtros, está editado y se exhibe *online* con su mejor aspecto posible y desde el mejor ángulo posible.

Hace poco oí hablar de una bloguera de yoga que retocaba sus fotos con Photoshop para hacer que los cuerpos pareciesen más delgados o más «perfectos». Esa misma semana también oí acerca de una famosa bloguera dedicada a los alimentos y la comida que pasaba horas para sacar la foto perfecta de su extravagante e increíble batido arcoíris, con unas gotas perfectas cayendo por los lados de un frasco de conserva perfecto, y luego tirándolo por el fregadero, porque, tras la lente, está luchando contra un trastorno alimentario incapacitante y ésta es su forma de «lidiar con ello».

Ambas parecen, en la superficie, llevar un estilo de vida extremadamente saludable y dinámica, haciendo posturas de yoga y cocinando fantásticos platos deliciosos.

Estas dos historias me resultaron muy molestas y me tocaron la fibra sensible, y me hicieron empezar a cuestionarme muchas cosas sobre la forma en la que actuamos *online. ¿Cuánto de lo que vemos en las redes sociales es, de hecho, real en lo más mínimo?*

Cuando empecé a bloguear sobre comida y alimentos en 2012, compartía fotos de bonitos batidos verdes y platos veganos.

No compartí cómo seguía pesándome de forma obsesiva, seguía odiando mi cuerpo y solía darme atracones de comida vegana basura procesada, en lugar de consumir alimentos de verdad o de tomar comidas apropiadas.

A estas alturas ya sabemos que las publicaciones de Instagram y Facebook son simplemente el carrete de las fotos más destacadas de la vida de la gente, y nunca supone la historia completa.

Quizás compartas una foto tuya en la que se te ve genial en una fiesta, ¿pero publicarías una foto tuya al final de la noche en la que estuvieses completamente borracha y necesitases que te metieran en tu taxi para que te llevase a casa?

Quizás compartirías una foto tuya con tu novio, mostrando un aspecto superfeliz y relajados juntos, ¿pero publicarías una en la que estéis pasando un momento realmente difícil y peleándoos constantemente el uno con el otro?

Quizás no puedas esperar a publicar una foto de tu cuerpo cuando has estado dándolo todo en el gimnasio y acabas de completar un programa de detoxificación, ¿pero publicarías una cuando acabas de comer tanto que pensabas que estabas a punto de reventar?

La bloguera que escribe sobre comida y alimentos quizás no comparta la comida basura que consume el fin de semana, sino sólo las comidas saludables que prepara y deja perfectas para las fotos de lunes a viernes.

La modelo que publica tres selfis diarios y tiene la piel perfecta y resplandeciente puede que, de hecho, esté batallando con el acné por toda su cara, pero edita sus selfis con una aplicación, por lo que aparece con un aspecto perfecto en las fotos.

La bloguera que escribe sobre viajes puede que se muestre en una playa, en bikini, pasándolo bien, pero no muestra que está en una habitación de un hotel por la noche, afectada por la soledad porque no tiene a nadie con quien compartir sus experiencias, aparte de con sus cien mil seguidores y el fotógrafo al que contrató.

La bloguera que escribe sobre temas de moda puede que se muestre vestida con ropa y bolsos de diseñadores caros para su «modelito del día», pero no compartiría que, en realidad, tiene varios miles de euros de deuda de su tarjeta de crédito y no tiene ni idea de cómo va a pagar el alquiler este mes.

Las modelos quizás muestren fotos de sí mismas pasándoselo en grande en un yate en el sur de Francia, pero ciertamente no enseñan la foto del tipo rico y viejo que, en realidad, es el propietario del yate.

Obviamente, estoy generalizando y usando estereotipos, pero puedes captar mi idea.

Frecuentemente recibo mensajes en Facebook de gente que dice cosas como: «*¡Vaya, Mel! ¡Parece que todo te va de maravilla! ¡Estás viviendo el sueño!*».

Aunque estoy agradecida por vivir una vida que adoro de verdad el 99,9 % del tiempo, y aunque la mayoría de mis publicaciones intentan, generalmente, reflejarlo siendo positiva, inspiradora y feliz, sigo siendo una persona real que también pasa por momentos malos. A veces leo estos mensajes y me siento culpable por publicar cosas que podrían considerarse «perfectas» a ojos de otras personas porque, tras las bambalinas, mi vida *dista mucho* de ser perfecta, igual que la tuya.

Siento, muy intensamente, que las mujeres que tienen un gran seguimiento en las redes sociales tienen un cierto nivel de *responsabilidad* para permitir que sus seguidores vean su vida real, y no sólo sus momentos «resplandecientes» falsos procedentes de su carrete con las fotos más destacadas.

Al igual que la mayoría de las blogueras, mis razones para no publicar la «*parte que no publiqué*» hasta ahora es que quiero que mis publicaciones sean **positivas, inspiradoras** y **empoderadoras** para aquellas personas que las vean. Además, creo firmemente en que, desde el punto de vista de la energía, recibes más de lo que das. Por lo tanto, para atraer más cosas buenas a mi vida comparto aquello por lo que estoy agradecida y lo que me hace feliz, y no aquello que me hace sentirme molesta o irritada.

Sin embargo, airear mis batallas con la comida y los trastornos alimentarios no sólo me ayudó a ganar en cercanía, sino que, además, ayudó a miles de otras diosas. Por lo tanto, valió la pena a un millón por ciento. Aquí tenemos algunos ejemplos de mis propias publicaciones de mi carrete de fotos más destacadas frente a mi verdadera realidad.

Carrete de fotos más destacadas: ¡Lo pasé genial en una aventura de seis semanas en solitario en Nueva York, California y Miami! ¡Me lo estoy pasando en grande!

No publiqué: Antes, ese mismo año, había pasado por la devastadora ruptura de mi matrimonio. Reservé ese viaje de seis semanas cuando decidí que ya me había hartado de estar llorando cada día. Lo cierto es que sentía como si mi vida se hubiese desmoronado. Ese viaje en solitario fue un acto de autoestima para ayudarme a descubrir mi verdadero yo y lo que quería de este nuevo capítulo en mi vida.

Carrete de fotos más destacadas: ¡Lo pasé genial en Joshua Tree (California), estuve en una maravillosa cabaña de troncos e hice una excursión en la que subí a una montaña! (¡E hice un montón de fotos maravillosas desde la cima de la montaña!).

No publiqué: La noche antes de hacer esa magnífica foto en la que estaba haciendo yoga en una montaña, me desperté llorando en plena noche porque tuve un sueño que parecía real sobre una conversación con mi padre muerto. Para aquéllas de vosotras que hayáis perdido a un progenitor, un hermano o alguien cercano, sabéis que esas noches no desaparecen.

Carrete de fotos más destacadas: ¡Me encanta ser una aventurera! ¡Me encanta viajar! ¡Soy un espíritu tan libre!

No publiqué: A veces todavía sufro ataques de ansiedad cuando estoy lejos de casa, y frecuentemente me siento inquieta y lucho por tener los pies en la tierra. Viajar puede ser una verdadera prueba de fuerza para mí, y me ha enseñado cómo puedo, fácilmente, dejar de cuidarme cuando estoy lejos de las comodidades de mi hogar.

Carrete de fotos más destacadas: Tengo muchos momentos de «¡Me encanta mi vida!» y practico la gratitud todos los días.

No publiqué: A veces sigo teniendo días en los que me siento tan agobiada que sólo quiero hacerme un ovillo y esconderme bajo las sábanas todo el día, y no volver a asomarme a la vida en absoluto. Sí, también tengo días así.

Carrete de fotos más destacadas: Tengo muchos amigos por todo el mundo. ¡Soy una picaflor social!

No publiqué: A veces simplemente no quiero estar cerca de nadie en absoluto. Quiero meterme en mi propia pequeña burbuja y simplemente reflexionar por mi cuenta y recargar mis baterías sola y no tener contacto con ninguna persona. Y creo que está perfectamente bien hacerlo.

Carrete de fotos más destacadas: Fotos de comida saludable en Nueva York.

No publiqué: Fotos de todos los cócteles que también me bebí allí, y de los calamares y los tacos que pedí algunas veces a altas horas de la noche. No publiqué nada sobre eso porque no es bonito ni sano y no inspiraría a nadie más a llevar una vida más sana y feliz… ¡Pero os aseguro que sucedió!

También me puse en contacto con algunas de mis amigas blogueras para pedirles que hicieran lo mismo y compartieran algunos carretes de fotos de momentos estelares comparándolos con la realidad. Aquí tenemos algunas de las interesantísimas respuestas que obtuve…

«Solía bloguear sobre moda, belleza y, en general, sobre vivir de forma tan glamurosa como me permitieran mis ingresos; pero no escribí sobre cómo mi novio me estaba maltratando verbal, emocional y, al final, físicamente».

GABRIELLA, BLOGUERA DE TEMAS DE MODA

«Mentiría si dijese que no me sentía presionada para presentarme a mí misma y mi estilo de vida de una cierta forma. Me olvido de fijarme en los blogs y los perfiles en las redes sociales de otras personas en los que quizás también se preocupen por eso. Todo pasa por un filtro. Y emperifollo, recoloco y retoco cosas: desde mi raya del pelo hasta las palabras en la publicación. Nunca es tan fácil como parece».

LUCY, BLOGUERA SOBRE EL ESTILO DE VIDA

«Mi blog está completamente basado en ser una mamá sana; y sí, hago esas cosas, pero lo cierto es que por cada momento agradable que pasamos, siempre hay muchas lágrimas, rabietas y estrés. La gente siempre dice que no sabe cómo hacerlo, porque yo lo hago todo partiendo de cero, pero tengo que hacerlo debido a las alergias de mi hijo, y aunque la comida tiene un aspecto bonito en las fotos, mi cocina es un verdadero desastre. Además, me enfrento a la batalla de que mis hijos quieren comida basura. En Instagram publico fotos en las que están consumiendo comida sana, pero no publico fotos de la batalla que he tenido en el supermercado intentando quitarles los dulces».

TANYA, BLOGUERA SOBRE TEMAS DE COMIDA Y ALIMENTOS

«Por cada foto de yoga que publico en mi sección de noticias de Instagram he tenido doscientos fracasos».

SASHA, BLOGUERA SOBRE TEMAS DE YOGA

«Frecuentemente son las personas y las relaciones que parecen más perfectas las que tienen más inseguridades o problemas ocultos tras las bambalinas. Yo, por ejemplo, siempre he sido un personaje feliz, sonriente y con confianza en mí misma que siempre publica fotos positivas, pero como resultado de este comportamiento y esta confianza en mí misma, nadie tiende a preguntarme si estoy bien ni a preguntar cómo me van las cosas en mi vida, ya que creen que es perfecta debido a las imágenes que publico».

HANNAH, BLOGUERA SOBRE TEMAS DE COMIDA Y ALIMENTOS

«Instagram ve una fracción de mi vida. No ve el pijama de Batman que mi madre me compró en el hipermercado, o el hecho de que me haya vertido zumo de tomate por toda la blusa mientras veía una reposición de la serie Friends. No ve mis crisis. No ve que el fondo perfecto con aspecto de mármol que uso para las fotos es, en realidad, un rollo de plástico barato que se pega por detrás colocado en un lateral de mi cómoda».

ZOE, BLOGUERA SOBRE TEMAS DE BELLEZA

Ya lo habéis oído de ellas, chicas. No os toméis las redes sociales en serio. Pasad menos tiempo pegadas al teléfono. Esconded las aplicaciones. Pillaos mientras estéis navegando por Internet y obligaos a hacer algo distinto que os haga sentir genial con vosotras mismas.

La vida real es lo que sucede tras la lente,
y no delante de ella.
Cuando el teléfono permanece en el bolso
porque te lo estás pasando genial,
te olvidas de hacer fotografías.

Vive libre de la «comparacionitis» y vive una vida enormemente desordenada y no retocada tras la lente.

#Fitspiration
(Inspiración para estar en forma)

«Tengo inseguridades, por supuesto, pero no salgo con nadie que me las señale».

ADELE

Si sigues este tipo de cuentas dedicadas a la buena forma física en las redes sociales (y las hay a miles), entonces es como si pasaras el rato con estas personas cada día o cada vez que miras tu teléfono.

Pregúntate: «Te están motivando *de verdad*? ¿Te están haciendo sentir *bien* con respecto a tu vida o, de hecho, te están haciendo sentir peor, como si fueras una fracasada, una incompetente o no dieses la talla? ¿Como si tuvieses que tener unos abdominales bien marcados y un trasero redondo y grande para ser lo *suficientemente buena?*».

Si hubiese gente, en tu vida real, que estuviera haciéndote sentir constantemente mal contigo misma, una incompetente y como una fracasada, ¿la mantendrías en tu vida? Es de esperar que no. Se supone que te desharías de ella.

Trata tu mundo *online* de la misma forma.

Deja de seguir a la gente que no te hace crecer, sino que, en lugar de ello, te hace perseguir la perfección. La inspiración es algo precioso, pero, realmente, pregúntate, *de manera honesta*, si hasta este momento estas cuentas te han ayudado a avanzar en tu viaje en lo tocante a la salud y la buena forma física. ¿Te han ayudado o sólo te han hecho odiar tu cuerpo todavía más?

Está perfectamente bien que quieras cambiar tu cuerpo, pero para tener el cuerpo que quieres debes empezar por amar y respetar el cuerpo que tienes.

No puedes odiarte siendo feliz,
y comparar tu cuerpo con el de otra persona
no hará que cambie.

El precio de la perfección

> «El perfeccionismo es una armadura de veinte toneladas que arrastramos de un lado a otro pensando que nos protegerá cuando, en realidad, es lo que está evitando, que alcemos el vuelo».
>
> BRENÉ BROWN

El perfeccionismo está destruyendo tu espíritu.
Lentamente.

......

Sé que te sientes genial cuando la báscula está de tu lado.
Cuando estás tomando decisiones meticulosamente controladas y perfectas, todas en concordancia con tu plan
te sientes muy poderosa ese día.
Con todo bajo control.
Tan virtuosa.
Pero cuando comes algo que no es perfecto,
o, Dios no lo quiera, ganas un kilo o dos,
todo tu mundo se desmorona y te derrumbas.
Sé que no es divertido vivir en esa montaña rusa.
Sé lo bien que te sientes cuando has estado ascendiendo todo el camino hasta la cima.
Pero tan pronto como llegas allí,
sabes que estás descendiendo
rápidamente...

Y es terrible verte pasar por eso, día tras día,
semana tras semana,
año tras año.

......

Pero por favor, no te asustes.
De hecho, todas *sabemos* que no eres perfecta.
Pero aquí tenemos un secreto. Ninguna de nosotras es perfecta.
No, ni siquiera esas chicas que crees que lo son.
De hecho, es *imposible* ser perfecta,
y la perfección no es una cifra.
Sé que piensas que cuando alcances tu objetivo,
entonces serás feliz,
pero, diosas, no lo conseguiréis…
os garantizo que no lo conseguiréis.
Lo que te aportará la felicidad no es un número.
Lo que te aportará felicidad es la libertad total y completa.

......

Libertad de la búsqueda de la perfección.
Libertad de esta batalla que sigues peleando.
¡Porque el perfeccionismo es un trabajo a jornada completa!
Pero no te están pagando. No eres más que una voluntaria a jornada completa.
Y le dedicas mucho tiempo y esfuerzo.
Ocupa todo el espacio en tu cabeza,
y tienes toda una vida que te está esperando…
Esperándote para que salgas y la vivas,
y cometas errores,
y te diviertas,
y te desmadres,
y, a veces, hagas las paces a medida que avanzas.

......

Te queremos cuando lo haces.

Te queremos cuando ríes.

Te queremos cuando vas con la corriente.

Te queremos cuando, a veces, te rindes y simplemente te las arreglas sobre la marcha.

Te queremos cuando te permites disfrutar de la vida.

Es tan bonito.

Nos enamoramos de ti cuando estás siendo tú misma sin pedir disculpas por ello,

cuando estás disfrutando de la vida al máximo.

......

A nadie le importa si tu ingesta de comida es perfecta.

A nadie le importa si alcanzas tu peso objetivo.

¿Sabías que, cuando estás intentando ser perfecta,

tus amigos y tu familia se preguntan hacia dónde has desaparecido?

Mientras estás desaparecida en tu propio mundo contando, siguiendo el rastro, preocupándote,

mortificándote...

......

Todo lo que queremos es que seas libre.

Ha llegado el momento de regresar a casa.

Ha llegado el momento de permitir que tu luz brille con intensidad de nuevo.

Fabulosa, con defectos, imperfecta.

Hermosamente tú, tú sin pedir disculpas por ser como eres.

......

Sabemos que no eres perfecta, diosa.

Está bien: ninguna de nosotras lo es.

......

Tu mejor estado es lo suficientemente bueno.
Detén la pelea.
Ríndete a la belleza y el caos que es la vida.

······

… Y ahora que no necesitas ser perfecta,
puedes ser real.

Una de las formas más potentes de autoestima
consiste en darte un millón
de segundas oportunidades
cuando eches a perder algo.
Todos arruinamos algo todo el tiempo.
La belleza consiste en ser capaz de perdonarte
de inmediato y de superarlo rápidamente
de modo que puedas seguir con tu vida.

Sé amable contigo misma, lo estás haciendo lo mejor que puedes

Es verdad: no comprendemos en su totalidad lo que en realidad hay en nuestra comida, y nos quedamos cortos. Leemos artículos sobre lo que contiene nuestra comida en términos de sustancias químicas, pesticidas y conservantes, pero ¿qué podemos hacer al respecto sin obsesionarnos con cada pedazo de alimento que nos llevamos a la boca?

Consume productos frescos y ecológicos cultivados localmente si puedes, cocina tus comidas partiendo de cero tanto como puedas y realiza elecciones gracias a las cuales tu cuerpo se sienta nutrido.

Pero no puedes comer de forma perfecta al cien por cien.

Está bien si no vives de forma ecológica al cien por cien.

Está bien si no llevas una vida sin alimentos procesados de ningún tipo.

Está bien si compras hortalizas que no son ecológicas, o frutos secos salados en lugar de crudos, o si comes pasta o pan o incluso una salsa cremosa en alguna ocasión, incluso aunque sepas que no es el alimento más nutricionalmente beneficioso del mundo.

De hecho, no es físicamente posible seguir todas y cada una de las normas relativas a la comida que leas en Internet. Sencillamente no se puede hacer. Sí, comprueba la lista de ingredientes de tus alimentos, pero no te obsesiones con eso. Si vives toda tu vida de esta forma, tarde o temprano habrás eliminado la alegría del acto de comer, y se convertirá en una verdadera batalla y una tarea rutinaria y aburrida, en lugar de en una experiencia alegre y divertida.

Estar sano no tiene que ver sólo con la comida, sino con tener una mentalidad sana en relación con la comida. Para eso *debes aceptar el hecho,* por completo y al cien por cien, de que no existe la dieta perfecta y de que no podrás comer al cien por cien de forma perfecta todo el tiempo.

El truco para ser feliz y estar sana con tu comida consiste en permitir que el equilibrio, la flexibilidad y la aceptación sean tus principios rectores. Y recuerda: lo mejor que puedas hacerlo es suficientemente bueno.

· ·

LA DIOSA HELEN

«Lo que he visto es que cuanto más amable soy conmigo misma y con mi cuerpo, más segura de mí misma me siento y menos asustada estoy de mostrar mi cuerpo con orgullo y de ser simplemente yo misma».

Siento como que no fui yo la que encontró a Mel: fue ella la que me encontró cuando apareció en mi página de noticias de Facebook. Hasta entonces las dietas regían mi vida. Es fácil: o estaba siguiendo una dieta estricta y sintiéndome bien o no seguía la dieta y me daba atracones. Ninguna de las dos opciones me hacía sentirme bien conmigo misma ni feliz.

Odiaba el aspecto que tenía mi cuerpo, y eso acabó arruinando lo que debía haber sido un día fantástico: el de nuestra boda. Teníamos unas fotografías preciosas, pero no podía afrontar mirar el álbum de fotos: era demasiado duro ver las imágenes donde salía yo sin hacerlas pedazos ni criticarlas. Esto sometió a nuestra relación a una enorme tensión y, tras dar a luz a nuestro hijo, las cosas empeoraron.

No hace falta que diga que mi cuerpo tras el parto no estaba a la altura de los que aparecían en las revistas y, de repente, anhelé recuperar mi cuerpo, ése al que anteriormente había odiado. Casi estaba resentida con nuestro hijo por haber estropeado mi cuerpo, y era demasiado consciente de mi cuerpo como para mostrárselo a mi marido, y mucho menos a alguien más.

Nuestro hijo tiene ahora dos años, y en los últimos seis meses he experimentado una enorme transformación. Ya no considero la comida como «buena» o «mala», e incluso he reemplazado mi adicción a los refrescos de cola sin azúcar por los zumos verdes.

He empezado a sentir más confianza en mí misma y en mi cuerpo. Ya no temo ver las fotos en las que aparezco, e incluso me fui con mi marido a pasar un día en un balneario para celebrar nuestro segundo aniversario de bodas. ¡Nunca habría hecho eso antes! Mis estrías siguen sin gustarme, pero he aprendido a aceptarlas: forman parte de mí y cuentan la historia del nacimiento de mi hijo, y eso sencillamente me encanta.

• •

Puede que estés tan acostumbrada
a analizar minuciosamente tus rasgos
que no tengas ni idea de lo hermosa
que le pareces a un desconocido.

Cómo dejar de mirar las fotografías con lupa

¿Eres alguien que analiza minuciosamente cada fotografía que ves en la que sales, mirando con lupa y criticando tu cuerpo, y reforzando constantemente sentimientos de «no ser lo suficientemente buena»?

Solía atormentarme con cada foto en la que salía, y ver una foto mala me provocaba un enorme grado de estrés, ansiedad y autodesprecio. Hasta llegaba tan lejos como para decir que una mala foto en la que apareciese me arruinaba completamente una noche. Qué triste.

Y no olvidemos las normas de posado para las mujeres...

- ¿Es éste mi lado bueno?
- ¿Parece mi brazo muy flaco con este ángulo?
- ¿Están mis piernas bien colocadas?
- ¿Estoy metiendo tripa?
- ¿Debería sacar más el trasero?

¿Puedes imaginarte si, cuando tu amiga sacase el móvil para hacer una foto durante una noche en la que hubieseis salido para tomar algo, tú y tus amigas simplemente *siguieseis pasándolo bien, permanecieseis juntas y sonrieseis de verdad* en lugar de sacar cadera, colocar bien las piernas y situar el brazo sobre la cadera antes de pedir que se hagan más fotos «hasta que estéis completamente contenta»?

Me inquieta seriamente cómo puedo estar mirando viejas fotos y saber, al instante, cuánto pesaba exactamente en esa época, que método

171

o dieta concretos había estado empleando en un intento por manipular mi cuerpo, qué normas estaba siguiendo y, principalmente, *cómo me sentía conmigo misma* cuando se hizo esa foto.

No recuerdo los buenos momentos que pasé, las cosas que me dijo la gente esa noche, las desternillantes carcajadas o la diversión, los recuerdos emocionantes. Quiero decir que sí recuerdo todo eso, pero queda eclipsado por *cómo me sentía conmigo misma*. Debería haber estado pasándomelo en grande y amando cada segundo de esas experiencias (las fiestas, las fotos, los eventos), pero en lugar de eso estaba consumida por el autodesprecio y los sentimientos de incomodidad en mi propio cuerpo.

Qué triste desperdicio. Nunca recuperaré ese tiempo.

Si puedes sentirte identificada, entonces estoy segura de que tú también podrás echar la vista atrás a fotos de un gran evento familiar, ya se trate del día de Navidad o de la fiesta de una amiga, y recordar cómo te sentías en tu cuerpo.

¿Empaña el feliz recuerdo que se supone que la foto debía estar captando?

¿Miras fotos de recuerdos felices y te avergüenzas del aspecto que tenías en lugar de rememorar ese día y sentir alegría?

Si puedes sentirte identificada, entonces puede que encuentres útiles los siguientes cuatro pasos.

1. Fíjate en ti como una persona *completa*. Estás tan acostumbrada a desacreditarte a ti misma y a tus características que no tienes ni idea de lo hermosa que eres como persona completa.

2. Recuerda que *tú no eres tu cuerpo*. ¿Cuándo nos convertimos en una nación de mujeres que nos juzgábamos y criticábamos puramente por nuestro aspecto? Piensa en las personas a la que más quieres en tu vida. Estoy segura de que te parecen completamente fantásticas. ¿Pero tiene esto que ver con su aspecto? ¿Te importa la forma de su cuerpo o si tienen una sonrisa torcida en una foto, o si la tripa les sobresale? Apuesto a que eso ni siquiera te pasa por la mente ni un segundo. *Tú eres mucho más que simplemente tu cuerpo.* Tú eres única, un ser humano hermoso, con muchas cosas que aportar en esta vida: mucho más que, simple-

mente, la forma en la que tu cubierta externa se muestra en una foto.

3. Haz menos fotos de ti misma. En lugar de ello, *estate más presente.* Yo solía hacer miles de fotos cada vez que salía de noche, pero hace poco me he dado cuenta de que, de hecho, paso una *mucho* mejor noche si no estoy haciendo fotos constantemente. Ahora intento captar más sentimientos y experiencias en las fotos que hago.

4. Muéstrate presente cuando estés con tus amigas. *Disfruta de toda la experiencia.* ¿Pasaste una noche alucinante con tus mejores amigas? ¿Bailaste hasta las tres de la madrugada? ¿Dijo o hizo algo alguien que hizo que te desternillases de risa? ¿Experimentaste algo increíble? ¿Pasaste un momento realmente especial y reconfortante con un familiar? ¿Te pusiste al día con alguien a quien no habías visto en mucho tiempo?

> ***No recuerdes fotos el próximo mes o año habiendo olvidado por completo la velada excepto por cómo metías tripa por la noche.***

Quizás también quieras…

- Comprométete a ir a eventos y *simplemente* pasarlo bien.
- Céntrate en los momentos que generan recuerdos y no te permitas quedar atrapada en cómo crees que te ves o cómo puedes esconderte de la cámara.
- Vuelve a mirar tus fotografías y encuentra algunas que te hagan avergonzarte un poco o que normalmente te saltarías porque crees que tienes mucha tripa y reescribe esa historia. Piensa en cuánto te *divertiste,* lo genial que fue ver a tus amigas o estar ahí haciendo nuevas amistades.

Reescribe el recuerdo desde una perspectiva nueva y positiva.

No desaproveches esos recuerdos porque estés consumida por los pensamientos relativos a la comida o tu peso. Esas experiencias preciosas y reales sólo se presentan una vez.

Delgada no equivale a feliz

Es una creencia común que cuanto más delgada estés más deberías gustarte a ti misma, pero lo cierto es que:

- Las mujeres «delgadas» pueden mirarse frente al espejo y odiar lo que ven, o les puede encantar.
- Las mujeres «gordas» pueden mirarse frente al espejo y odiar lo que ven, o les puede encantar.
- Las mujeres «normales» pueden mirarse frente al espejo y odiar lo que ven, o les puede encantar.
- Las mujeres «reales» pueden mirarse frente al espejo y odiar lo que ven, o les puede encantar.

Nos han dicho, durante muchos años, o toda la vida en el caso de algunas de nosotras, que ser delgadas equivale a la felicidad. Esto es algo que nos venden en cada anuncio televisivo de un plan de dieta, en los secretos de las dietas de las celebridades que aparecen en las portadas de las revistas e incluso en la elección de las mujeres para la publicidad de ropa y para hacer de modelos de pasarela. Se nos dice constantemente que esto es lo que deberíamos querer. Todo esto se suma a esta creencia general de que sólo tenemos éxito si somos delgadas, y que ser delgada debería hacernos felices.

Resulta demasiado fácil pensar que al otro lado de la dieta las cosas se ven mejores, pero si no estás contenta contigo misma ahora no lo estarás contigo al otro lado. A dondequiera que vayas, tú estarás ahí. Ésa es la razón por la cual debemos trabajar en nuestra relación con la comida y nuestro cuerpo en lugar de, simplemente, seguir intentando, desesperadamente, cambiar nuestro cuerpo con dietas y esperar que la felicidad y la satisfacción de por vida aparezcan de repente.

· ·

LA DIOSA SALLY

«¡Echando la vista atrás, nunca hubiera pensado que esto pudiera conseguirse, pero aquí estoy!».

Empecé a ganar peso a los quince años, y para cuando tenía diecisiete pesaba 73 kilos, lo que parecía una barbaridad para mi cuerpo de 1,70 m. Sólo quería ser como el resto de las adolescentes que conocía (salir y divertirme con mis amigas), por lo que recurrí a la última dieta relámpago en busca de ayuda. Sólo quería que la ropa me entrara, sentirme bien conmigo misma. No pretendía castigarme ni que me etiquetaran como «anoréxica», pero al final eso es lo que sucedió.

Me sometí a una dieta extrema libre de carbohidratos, y antes de darme cuenta había alcanzado mi peso «ideal». Fantástico, ¿verdad? Pues no, porque todavía no era feliz, por lo que seguí y seguí con la dieta. Cada año comía menos y perdía más peso. Para cuando cumplí veinticuatro años, prácticamente no comía nada y pesaba una fracción de mi peso original. También pasaba varias veces por semana en el hospital con terribles ataques de pánico, mi ropa era de tallas infantiles, tenía la cara larga y malhumorada, y los huesos de la cadera me rozaban contra cualquier pantalón que llevase, provocándome irritaciones. Sabía que mis padres estaban asustadísimos por mí, pero simplemente no sabía cómo parar. No sabía cómo, sencillamente, volver a comer con normalidad.

Entonces, un día, mientras iba en coche (una vez más) camino del hospital, oí a mi padre decir: «¡Oh, Sal!... ¿qué le está pasando a mi familia?», y algo explotó en mi anterior. Había olvidado que no sólo me estaba afectando a mí misma, sino también a la gente que me HABÍA DADO LA VIDA, que me quería. Esas palabras lo cambiaron todo, y decidí buscar ayuda y empezar a escuchar. Lloré a mares en la consulta del médico, pero que me diagnosticaran un trastorno alimentario y que me dijeran que «hablase de mis problemas» no era la solución que necesitaba. Tenía una vida feliz en mi hogar y no tenía problemas. Simplemente había olvidado cómo comer de forma normal. Había dejado de escuchar a mi cuerpo y no sabía cómo regresar al camino hacia la buena salud.

Entonces encontré a Mel. Ella sabía exactamente lo que necesitaba: reeducación para querer a mi cuerpo y nutrirlo con los alimentos adecuados. Comprendió que yo no estaba rota. No necesitaba que me arreglasen.

Todo ha cambiado desde ese día. La comida es ahora nutrición, placer y amor, en oposición a algo inconveniente y aterrador. Tiene un importante objetivo y es, en último término, interesante. Sé cómo usarla y sé cómo valorarla. Las mismas palabras exactas se aplican también a mi cuerpo. Ya que lo que es, con todos sus defectillos y peculiaridades, soy yo y es MÍO. Ahora lo valoro. Mis padres me dieron este regalo y no voy a malgastarlo.

· ·

¿Cómo esperas quererte
si no estás siendo tú misma?

¿Estás siendo TÚ MISMA?

«¿Puedes recordar quién eras antes de que el mundo te dijese quién deberías ser?».

DANIELLE LAPORTE

Es bastante imposible que te quieras si no estás *siendo* tú misma.

En cada capítulo de tu vida deberías estar aprendiendo y descubriendo cosas nuevas acerca de *ti* y de quién eres, lo que te hace vibrar y qué te sirve para vivir a tu máximo potencial.

Puede que sólo estudiases ese grado porque te haría conseguir un «buen empleo». Quizás decidiste no llevar los labios pintados de rojo ni unos zapatos de tacón de color rosa brillante por si la gente pensaba que eras «excesiva». Puede que en realidad quieras llevar el cabello de color rojo intenso, pero que te preocupe lo que la gente podría pensar de ti.

¿Sientes que eres capaz de ser, absolutamente y sin necesidad de disculparte, *tú* misma en este preciso instante? ¿Sientes que estás rodeada de gente que te está apoyando y animando a ser la mejor versión de ti misma: *toda* tú? ¿Con los altos, los bajos y todo lo que hay entre medio?

Si expusieses todas las cosas que de verdad te iluminan y empezases a vivir la vida con la que soñaste, ¿te respaldarías y creerías *realmente* en ti misma? Quiero decir completa y totalmente. ¿Apoyaría *todo* tu yo la gente con la que decidieses pasar tu tiempo si permites que se vea tu verdadero yo, o crees que estás reprimiendo una parte de ti misma que está absolutamente desesperada por salir y mostrarse?

Si sientes como si estuvieses intentando encajar, intentando gustar y no expresando plenamente quién eres, entonces ésta podría muy bien ser una causa potencial de hábitos alimentarios no deseados: de emplear la comida como forma de reprimir el sentimiento de…, bueno…, verse reprimida.

¿Te has sentido alguna vez como si estuvieses reprimiendo quién eres en el fondo de tu ser o viviendo una historia que se supone que no es la tuya; o como si estuvieses interpretando un cierto «papel» en lugar de ser *plena, completa y hermosamente TÚ*?

Me he sentido así varias veces en mi vida. He sentido como si tuviese que encajar en un cierto papel, estereotipo, aspecto o personaje.

Por fuera estaba bastante feliz y satisfecha con estos distintos papeles. Me desvié de mi camino para ser feliz. Me lancé bien de cabeza y de verdad en ello. Puse toda la carne en el asador en ello, pero la preocupación estaba ahí: el sentimiento de reprimir quién era yo en realidad.

Dirígete hacia lo que sea o quien sea que te haga sentir que estás regresando tu hogar, A TI MISMA.

¿Qué partes de tu vida no están sacando lo mejor de ti? ¿De qué puedes desprenderte? Si pasas tiempo con gente que no saca tus buenas cualidades, está bien que empieces a distanciarte: es un acto de autoestima.

Aventúrate, crea, inspira y sé inspirada. Antes de que te des cuenta atraerás la vida de tus sueños en tu realidad, y usar la comida como arma para fustigarte ya no será una opción. Puede que ni siquiera sea un cambio consciente al principio, pero podría ser la cosa más gratificante que hagas nunca por tu cuerpo.

Prepárate para vivir la vida de tus sueños porque, de repente, te sentirás empoderada, intuitiva e invencible. Habrás entrado por completo en tu verdad.

«En el mundo por el que viajas estás creándote continuamente».

FRANTZ FANON

179

Complacer a la gente

Cuando empieces a decir que NO a las cosas que no quieres hacer o a la gente con la que no quieres pasar el rato empezarás a decirte **SÍ a ti misma** y vivirás tu verdad.

Realmente pienso que «No» es una palabra extremadamente poco usada y que deberíamos usarla más frecuentemente.

Con eso no quiero decir que debas decepcionar a tus amigas, ser excéntrica o poco de fiar. Sólo quiero decir que debes preguntarte, sinceramente, más frecuentemente: «¿Es esto lo que de verdad quiero hacer *o* estoy intentando hacer a los demás felices en este caso, descuidando lo que yo quiero en realidad?».

Sé que hay ocasiones en las que debemos hacer cosas que no encontramos especialmente emocionantes o interesantes, y eso es bueno; pero puedes minimizar seriamente la frecuencia con la que sucede respetándote lo suficiente como para decir «No» cuando la gente espere mucho de ti y tiente tus límites, ya que si no, sabes que más tarde te fastidiará, incluso aunque lo mantuvieses reprimido.

Frecuentemente seguimos la corriente con las cosas que en realidad no queremos hacer porque estamos muy asustadas de molestar a alguien, y eso puede ser un *enorme* desencadenante para la alimentación emocional por parte de *muchas* mujeres, porque reprimen sus propias necesidades y, simplemente, siguen dando, dando y dando.

No puedes dar si tienes una copa vacía.

Si eres madre y sientes que no tienes tiempo para ti porque estás constantemente corriendo detrás de tus hijos, entonces échale un vistazo a lo que puedes delegar y dónde puedes empezar a decir «No» en algunas ocasiones. ¿Puedes contratar a una persona para que te haga las tareas del hogar? ¿Compartir el recoger a los niños del colegio con otra madre? ¿Puedes dejar a tus hijos en casa de su abuela una noche por semana para que así tú y tu pareja podáis tener una cita y disfrutar el uno del otro? Trae la vida de tu yo futuro a tu realidad.

Una de las principales razones por las cuales comemos en exceso o comemos por razones emocionales puede ser porque sintamos que estamos intentando ser alguien que no somos. Por lo tanto, si estás *haciendo* algo que en realidad no *quieres* hacer (p. ej. estar en un trabajo que no te gusta, en una relación en la que no quieres estar, dando siempre en una relación de amistad, pero nunca recibiendo), eso puede ser un gran desencadenante para recurrir a la comida. Y cuando empieces a fijarte en cómo pasas tu tiempo (y cómo puede que estés dedicando mucho tiempo a hacer cosas que en realidad te molesta hacer), eso podría ser un gran catalizador para acabar con tus patrones de alimentación no deseados de una vez por todas también.

Tú vales la pena.

¿Cuándo has dicho SÍ cuando deberías haber dicho NO? ¿Qué puedes delegarle a alguien o puedes hacer que se disipe? ¿Y qué has hecho últimamente sólo para complacerte a *ti* y sólo a ti?

Cuando nos encontramos en un estado constante de complacer a los demás, dedicando nuestra energía a cosas que no nos llenan, podemos quedar tan vaciados de energía que acumulemos una deuda de energía. *Nadie puede pagar esa deuda por nosotros. Debemos dar con una forma de devolvérnosla.*

Y al igual que a la hora de amortizar una deuda económica, es mejor hacerlo en pequeñas cantidades y con frecuencia que permitir que la deuda se vuelva tan importante que acabes hecha un completo desastre y seas incapaz de mantenerte a flote.

Acude a tu diario y empieza a aportar ideas en tu vida en este preciso momento a las que, de hecho, puedas decir que no. Libera más espacio en tu vida para que haya sitio para cosas que *de verdad* quieras en tu vida ideal. Entonces recarga tus baterías por ti misma, poco y frecuentemente, haciendo lo que te llene y te dé alegría: cosas que te hagan sentir bien sobre ser tú. Creo, honestamente, que puedo decirte el gran impacto que puede tener hacer lo anterior sobre tu relación con la comida y tu cuerpo. ¿Por qué? Porque es un mensaje constante para tu cuerpo que dice: *«¡Tú vales la pena!»*.

Diciendo NO a más cosas que no te llenan, te dirás SÍ a ti y a las cosas que sí te llenan.

Adiós MDPA. Recibe con los brazos abiertos tu ADPA

«A nadie le importa de verdad si no vas a la fiesta».

COURTNEY BARNETT

La ADPA, que significa «alegría de perderte algo», es lo contrario al acrónimo más frecuente MDPA, que significa «miedo de perderte algo».

Si eres alguien que le dice que sí a cada invitación, va a cada fiesta, cada acontecimiento social, cada evento, porque no puedes soportar la idea de perdértelos o no estar implicada, entonces puede que estés afectada por el MDPA. Pero ¿sabes qué? De hecho, no *tienes* por qué ir en absoluto.

Ni siquiera te tienes que inventar una excusa increíble. De hecho, en lugar de eso, puedes decidir quedarte en casa y pintarte las uñas e irte a dormir temprano. Un truco útil:

No tienes, literalmente, que hacer todas las cosas
y estar en todos los lugares.

¿No supone eso un alivio?

Viviendo constantemente sin parar, nos arriesgamos a un agotamiento grave y al estrés, por lo que ser conscientes de la vida que estamos creando nunca ha sido tan importante.

183

Siempre habrá más fiestas, más eventos de la red de contactos, más cenas. Nunca desaparecerán. La gente con la que *necesitas* tan desesperadamente ponerte al día seguirá estando ahí la semana que viene.

Nunca habrá un día en el que te sientes y digas o pienses: «¿Sabes? Ya me he puesto al día con todas las personas con las que necesitaba ponerme al día. Ahora puedo relajarme». Ese día nunca llegará.

Esto no consiste en ser una amiga que no es de fiar o en desilusionar a la gente, sino que consiste en no decepcionarte *a ti misma* diciendo sí a todo sólo debido a tu MDPA. Tiene que ver con tener claro cómo quieres sentirte, y a veces eso implica decir que no a la fiesta en favor de quedarte en casa, irte a dormir temprano y reflexionar sobre tu vida, tus pensamientos y hacia dónde quieres encaminarte.

Lo cierto es que tus verdaderas amigas te entenderán cuando necesites pasar tiempo a solas para recargar las baterías y entenderán que lo pongas en primer lugar.

Siempre animo a mis diosas a que tengan citas regulares consigo mismas. Ve a algún lugar sola o apúntate a un taller o un evento. ¿Qué mal habría en que salieses a cenar o a ver una película sola? No te avergüences de ello: haz que eso te empodere y desarrolla una recién descubierta valoración por tu propia compañía.

Si puedes, verdaderamente, desprenderte de tu necesidad de estar «implicada» todo el tiempo, será genial para tu alma que te tomes un descanso del resto de la gente y que simplemente estés conectada contigo misma y con tus pensamientos. Éste es tu tiempo para ti, para reflexionar sobre cualquier cosa que pueda haber aparecido recientemente en tu vida personal, en lugar de salir y desviar tu atención de ello.

> *El tiempo que pases sola es tiempo empleado*
> *para llegar a conocerte.*
> *Es tu tiempo para relajarte, ponerte al día con*
> *el descanso y pasar tiempo prestándote atención.*

Cuando mis hábitos alimenticios estaban en su peor momento, también me di cuenta de que me aterraba estar sola. Comer en exceso parecía distraerme de mi soledad, mi ansiedad y mi miedo a no ser amada. Arrastraba a cualquier amiga que pudiera para salir a cenar esa noche, o para ir a ver una película, o para ir, de hecho, a cualquier lugar, de forma que no tuviese que quedarme en casa sola con mis patrones de pensamiento destructivos.

De lo que no me daba cuenta era de que, al negarme tiempo que pasar conmigo misma, estaba haciendo que el problema fuese cien veces peor, y que enfrentarme a lo que temía (estar sola) me podría haber conducido por el camino hacia una sanación más rápida; pero en lugar de ello me encontraba en modo autodestructivo y mi arma favorita era la comida. La comida y el alcohol, en realidad. Iba a cada fiesta, cada evento, cada cena, cada salida para tomar unas copas.

Poner en acción tu ADPA es, además, más fácil de lo que crees. Tomemos el ultimo Halloween, por ejemplo, cuando permití que mi MDPA se desvaneciera y acepté la realidad de que necesitaba un fin de semana para mí en lugar de embutirme en un disfraz de sirena y reunirme con mis amigas.

A pesar de no querer perderme toda la diversión, simplemente sabía que necesitaba tiempo para ponerme al día conmigo misma y descansar. Mis amigas se lo tomaron muy bien y, por suerte, las sirenas no pasan de moda, por lo que estuve contenta de guardar mi disfraz para el año siguiente.

Aquí tenemos lo que hice en su lugar:

- Fui a dos clases de yoga.
- Escribí diez mil palabras de este libro.
- Ordené, limpié y organicé mis armarios de la cocina.
- Me puse al día con el sueño, los *emails,* la colada y la administración.
- Hice que mi casa tuviese un aspecto precioso limpiándola de arriba abajo, y luego encendí varitas de incienso y velas.
- Hice una enorme cantidad de sopa de zanahoria y coco.

Realmente te proporciona una gran sensación de satisfacción poder decir que no en lugar de ser la persona que dice que sí.

Si le dijeses que sí a todos los que quisieran verte para tomar un café, ir a cenar, comer o tomar un *brunch,* no dispondrías de nada de tiempo para *ti* esa semana. Nada de tiempo para ti, para recargar tus baterías.

Por lo tanto, te invito a dejar a un lado tu MDPA y que, en lugar de ello, acojas a tu ADPA. Crea un espacio tranquilo para la reflexión y para priorizar verdaderamente lo que es importante para ti en este preciso momento.

No perderás amigos, no te perderás nada y siempre habrá más invitaciones. Además, cuando acoges a tu ADPA, valoras tu tiempo y decides a qué dedicar exactamente tu energía, lo que significa que otras personas también lo valorarán.

La confianza no consiste en «Les gustaré».
La confianza consiste en
«Estaré bien si no les gusto».

Miedo a ser juzgada por los demás

«Haz lo que sientas, en tu corazón, que es lo correcto, ya que de todas formas te criticarán».

ELEANOR ROOSEVELT

Es una triste verdad que pasamos mucho tiempo seriamente preocupadas por lo que otras personas piensen de nosotras y de nuestras acciones. Nuestro miedo a ser juzgadas por los demás desempeña un enorme papel en por qué en nuestra vida no hacemos las cosas que realmente queremos hacer o en por qué no vamos a por la vida de nuestros sueños.

Algo que desearía haber sabido mientras estaba creciendo es que la gente te juzgará independientemente de lo que hagas; así que, por qué no hacer lo que *tú* quieres hacer, tanto si a los demás les gusta como si no, tanto si lo entienden como si no. No puedes librarte del juicio de los demás. Nadie pasa nunca por la vida sin ser juzgado por alguien.

«Para evitar las críticas no hagas nada, no digas nada y no seas nadie».

ELBERT HUBBARD

Lo cierto es que en general la mayoría de la gente está tan enfrascada en su propia vida que, *verdaderamente, no les preocupa mucho* lo que otras personas hagan con la suya. Puede que la gente te vea haciendo tus cosas, opine durante un breve y pasajero momento, pero luego, en esencia, *seguirá viviendo su propia vida.* Nadie te está juzgando, *ni de lejos,* tanto como te juzgas tú a ti misma.

Si piensas en ello, tampoco es realmente asunto tuyo en absoluto lo que la gente piense de ti. Lo que de verdad importa es cómo pienses de *ti misma.* Así pues, supera tu miedo a ser juzgada queriéndote sin juzgarte.

**Cuando dejes de juzgarte a ti misma,
estarás por encima de cualquier juicio emitido
por los demás.**

Otras personas y sus cosas

«Es imposible vivir una vida de autenticidad sin molestar a algunas personas por el camino».

BRENÉ BROWN

Cuando empieces a adquirir conciencia de tus hábitos alimentarios y tus patrones en lo relativo a la comida, y empieces a llevar una vida más saludable, te darás cuenta, sin duda, de que otras personas te tirarán a la cara sus problemas. Con esto me refiero a que proyectarán sobre ti su relación con la comida o con su cuerpo.

Cuando otras mujeres son críticas con tus elecciones relativas a la comida, tu cuerpo o tu peso, se trata, simplemente, de que ellas hablan a partir de *sus* experiencias, *su* entorno y *su* relación con la comida. Es *su* historia y son *sus* creencias limitantes. *Son sus problemas.*

> ***Todos somos, simplemente, resultado de nuestras experiencias, nuestro condicionamiento y nuestro entorno.***

Frecuentemente, cuando grupos de mujeres se reúnen y hablan de la comida, el peso, las dietas, la imagen corporal, etc., todo eso confluye como una enorme acumulación de los problemas *de todas,* y eso *son muchos problemas con los que lidiar.*

No es sorprendente que acabemos sintiéndonos agobiadas. Tan pronto como comenzamos una nueva dieta, tenemos que oír lo que Sally, Laura, Mary y Sue piensan sobre la nutrición, acerca de las dietas que están probando o sobre lo que están comiendo últimamente fulanita y menganita.

Pero recuerda esto, amiga mía: nadie (y repito, *nadie)* es experta en tu cuerpo excepto TÚ.

Por lo tanto, cuando hables con una amiga sobre tu comida, tu dieta, tu cuerpo y tu peso, estarás, muy frecuentemente, decidiendo aceptar asumir *también todos sus problemas.* No es de extrañar que hacerlo pueda dejarnos mucho más abrumadas que cuando comenzamos.

Por lo tanto, preocúpate de tus propios problemas. No permitas que otras mujeres te pasen sus problemas para que tú también cargues con ellos.

Si lo hacen, simplemente devuélveselos. Imagínate diciéndole a esa persona: «Muchas gracias por ofrecerme todos tus problemas, pero te los voy a devolver directamente y a centrarme en los míos».

Todos somos criaturas del amor, y cualquier cosa que no se diga con amor es, de hecho y con frecuencia, simplemente una llamada al amor.

Cuando nuestro camino se cruza con el de gente que nos motiva, eso sucede por una razón.

Las cosas que te motivan o te hacen saltar no son más que lecciones que tienes que aprender, porque estás aquí para ser una alumna de ti misma y de lo que te emociona (y también de lo que no te emociona).

Acepta los consejos con amor y amabilidad, pero no cargues con los problemas de otras personas cuando te los expongan. Tú sólo tienes que cargar con tus propios problemas.

La madre Teresa de Calcuta
no iba por ahí quejándose de sus muslos.
Tenía cosas que hacer.

El poder de la sororidad

Hay una cosa más poderosa que la magia, y eso es la sororidad.

¿Puedes imaginarte qué sucedería si las mujeres fuesen tan amables las unas con las otras como cuando se conocen, estando borrachas, en un servicio de señoras?

En lugar de compararte con otras mujeres,
o de buscar defectos, sé un modelo de amor
para otras mujeres a tu alrededor
y para las mujeres a las que todavía
tienes que conocer.

Sonríe a las mujeres en la calle. Charla con las mujeres en los bares. ¿Por qué no?

Nosotras, las mujeres, que estamos llenas de nuestras propias inseguridades, frecuentemente seguimos sin esperar un amor genuino procedente de otras chicas que acabamos de conocer. Sigue pareciendo que nos pilla por sorpresa que otras mujeres quieran ser nuestras amigas y que piensen que somos geniales. Así pues, da tu amor sin reservas y en abundancia a los demás y déjalos atónitos. Halaga a las mujeres a las que admires. Si crees que una mujer es hermosa, díselo.

Sonríe en el tren. Halaga su atuendo.

O su cabello.

O simplemente su belleza natural.

Si estás charlando con una chica y te das cuenta de algo de ella que constituye un verdadero don, díselo.

Todas las mujeres necesitan afecto. Todas las mujeres necesitan halagos; y seamos honestas: muchas mujeres no lo están obtenido de sus parejas.

Si veo a una chica que tiene un aspecto fantástico con su vestimenta, dejaré lo que esté haciendo para hacérselo saber. Sé que probablemente habrá pasado mucho tiempo decidiendo qué ponerse ese día o qué combina bien con eso.

Por lo tanto, si una chica tiene un aspecto tremebundo, va bien vestida o ese color va simplemente *genial* con el tono de su piel, entonces debería poder oír que alguien se lo diga. Y tú podrías muy bien ser la única persona que se lo diga ese día. Puede que hasta le alegres el día. ¿Y acaso eso no es algo precioso?

Disemina tu amor generosamente entre otras mujeres y simplemente fíjate en cuánto amor, alegría y sororidad se te devuelve en la vida. Date cuenta también de cuánto te hace eso valorar tu propia belleza.

Acepta los cumplidos

Vales la pena. Ya sabes cómo suele funcionar esto.

Otra chica: «¡Vaya, me encanta tu vestido!».

Nosotras: «¡Ah!, ¿este trapo viejo? Lo tengo hace años. Lo compré en las rebajas. Era muy barato».

Otra chica: «¿Has ido a la peluquería? ¡Me encanta el color de tu cabello!».

Nosotras: «Sí, he ido, pero sigo sin estar contenta con él. Puede que regrese para que vuelvan a arreglármelo...».

Otra chica: «Tu piel está inmaculada».

Nosotras: «No lo está, créeme. He tenidos montones de granitos últimamente...».

Otra chica: «¡Te ves maravillosa! ¡Me encanta tu atuendo!».

Nosotras: «Gracias, pero hoy me siento realmente gorda. Este vestido me sentaba mejor cuando estaba más delgada. De hecho, nada de mi ropa me queda bien ahora y necesito, de verdad, perder algo de peso...».

¡Por favor! Ésta no es forma de aceptar que el amor entre en tu vida, diosa. Ésta es una forma de permitir que tu miedo, tus dudas, tus interioridades y que tu otro yo, la Delgada interior, ganen. ¿Qué te parece probar con algo que se parezca un poco más a esto?:

Otra chica: «¡Vaya, me encanta tu vestido!».

Nosotras: «Muchísimas gracias. Es uno de mis favoritos. Lo compré en...».

Otra chica: «¿Has ido a la peluquería? ¡Me encanta el color de tu cabello!».

Nosotras: «Sí, he ido. ¡Muchas gracias por darte cuenta!».

Otra chica: «Tu piel está inmaculada».

Nosotras: «Te lo agradezco mucho. Uso un limpiador que se llama...».

Otra chica: «¡Te ves maravillosa! ¡Me encanta tu vestido!».

Nosotras: «Muchísimas gracias: eso significa mucho para mí, porque no me siento muy a gusto con él, pero lo que has dicho cambia las cosas para mí, así que gracias».

Cuando oigas cumplidos (y los aceptes sinceramente con amor), tu vida cambiará espectacularmente y empezarás a valorar tu belleza y la de las diosas que hay a tu alrededor. Aunque al principio te parezca «falsa», siempre acabarás creyéndote la historia que estás reforzando en ti. Por lo tanto, sigue reforzando el sentimiento de que mereces esas amables palabras, de que mereces recibir amor y de que eres agradecida por sentirte valorada.

Tú eres más que tu cuerpo, y lo mismo le pasa a ella

Mira más en profundidad y no te quedes en tu caparazón externo (es decir, tu cuerpo, tu vestimenta, tu cabello, tu piel). ¿Qué tal si le dices a tu amiga que es una persona generosa y amable, lo inteligente que es o cuánto admiras su empuje y ambición?

¿Qué hay de decirle a tu madre el fantástico modelo a seguir que es o cómo admiras la forma en la que lidió con una situación concreta?

¿Qué tal si le dices a tu hermana lo mucho que valoras su sentido del humor y su gran corazón? ¿Qué tal si miras a tu mejor amiga a los ojos y le dices, sinceramente: «Muchísimas gracias por ser tú misma. Eres una de las mujeres más increíbles que he conocido y estoy muy agradecida por tenerte en mi vida»?

Expresa todo el amor.
Siente todo el amor.
Es lo que hemos venido a hacer a este mundo.
Sólo el amor es real.

Tienes un objetivo mucho mayor en esta vida que preocuparte por el tamaño de tu trasero o de tus brazos. Estás aquí para cambiar el mundo. Estás aquí para dejar tu huella. Estás aquí para aprender a amar.

*Puedes identificar quiénes son
las mujeres fuertes:
son las que se ayudan a crecer
las unas a las otras en lugar de destrozarse
las unas a las otras.*

PARTE VI

* * * * * *

Siente tu camino hacia la libertad

Tienes que sentirlo para sanarlo.

Céntrate en los sentimientos

Es muy probable que no tengas ni idea de lo *maravillosamente bien* que puede sentirse tu cuerpo cuando lo nutres, respaldas y quieres.

Imagina que cada día tomases decisiones basadas en tener un cuerpo que se sienta increíblemente bien. Imagina que dejases tu reflejo a un lado por un momento y empezaras a centrarte en hacerte *sentir* fantásticamente, en lugar de pensar únicamente en su aspecto.

¿Cómo quieres que se sienta tu cuerpo?

- ¿Dinámico?
- ¿Vivo?
- ¿Lleno de energía?
- ¿Vivaz?
- ¿Libre?
- ¿Feliz?
- ¿Fuerte?
- ¿Ligero?
- ¿Ágil?

- ¿Poderoso?
- ¿Invencible?
- ¿Listo para cualquier cosa?
- ¿Despierto?
- ¿Concentrado?

Come según como te quieras sentir

Empieza centrándote en tomar decisiones relativas a la comida para hacer que tu cuerpo se **sienta** de la forma en la que quieres que se sienta.

Existe una gran diferencia entre cómo sabe un alimento al principio (esa sensación de placer en tus labios) y la sensación que proporciona a tu cuerpo una hora después, o qué impacto tiene en tu estado de ánimo y la forma en la que te hace sentir durante el resto del día o al día siguiente.

Si estás batallando con cómo quieres que se sienta tu cuerpo, piensa, en lugar de ello, en la pregunta contraria: ¿cómo *no* disfrutas sintiéndote?

Aquí tenemos mi suposición sobre cómo **no** disfrutas sintiéndote:

- Perezosa
- Cansada
- Vaga
- Apagada
- Agotada

- Estresada
- Pesada
- Hinchada
- Atascada
- Apática

Así pues, ahora pregúntate qué alimentos estás consumiendo que potencien estas sensaciones.

Con cada elección de alimentos tomas una decisión sobre cómo quieres que se sienta tu cuerpo.

Entonces, ¿qué lista estás sustentando?

No te diré lo que *deberías* comer, porque creo que ya *sabes* lo que *deberías* consumir. En lugar de ello, quiero que empieces a averiguar *cómo quieres sentirte* (y qué elecciones de alimentos respaldarán esas sensaciones) y qué elecciones de alimentos te alejan de esas sensaciones. Toma decisiones cada día que te conduzcan un paso más cerca de cómo quiere sentirte en tu cuerpo.

Ya conoces el dicho: «Eres lo que comes». Pues bien: eso es completamente cierto. Todo es energía. Entonces, ¿cuál es la energía de la comida que estás consumiendo?

Si quieres sentirte empoderada, feliz, dinámica y vibrante, entonces los alimentos que consumas deberían respaldarlo. ¿Cómo? Consume alimentos que también estén o sean empoderados, felices, dinámicos y vibrantes.

Lo que comes tiene un efecto inmediato en cómo te sientes. Podría ser que ahora no estuvieses consumiendo, *en absoluto,* ningún alimento que potencie la forma en la que quieres, de verdad, que se sienta tu cuerpo futuro.

Al mismo tiempo, si tu cuerpo futuro quiere sentirse en paz con la comida, feliz, dinámico y libre, y en este preciso momento estás contando calorías, restringiendo tu ingesta y pasando hambre, entonces no estarás comiendo para tu yo futuro.

Empieza a comer para respaldar a tu yo futuro *de inmediato*. No hay ninguna otra forma de llegar ahí. Tienes que empezar ahora, en este preciso instante: no mañana ni el lunes; no la semana o el mes que viene; no después de las Navidades ni tras tus vacaciones en la playa. Si tienes una visión con respecto a cómo quieres que se sienta tu cuerpo, entonces tendrás el poder de empezar a comer basándote en esa sensación *ya mismo*.

La fruta fresca, las hortalizas y verduras, los zumos verdes, los zumos frescos, los frutos secos, las semillas, mi granola casera, el coco, el aguacate, cuencos con quinoa caliente, sopas, grandes guisos sustanciosos, ensaladas frescas enormes y abundantes, hierbas aromáticas y especias, comidas caseras recién hechas. Todos estos alimentos hacen que mi cuerpo se sienta cada día de la forma en la que quiero que se sienta. Así pues, siempre que puedo intento tomar decisiones que impliquen estos alimentos. ¿Qué hay de ti?

Algunos de los alimentos que no respaldan mi visión sobre cómo quiero que se sienta mi cuerpo incluyen los productos lácteos (porque me hacen sentir bastante pesada y perezosa), el pan, la pasta, las masas y el azúcar refinado. Comer carne no me sienta bien por razones éticas, pero, además, hace que mi cuerpo se sienta cansado: como si mi organismo estuviese batallando para digerirla y lidiar con ella. Consumir alimentos procesados me hace sentir desconectada de la naturaleza. Comer alimentos grasientos y aceitosos me hace sentir sucia y poco atractiva. Consumir alimentos azucarados me hace sentir vacía, como un cubo de basura, y no alimentada.

Con eso no quiero decir que no consuma estos alimentos alguna vez, porque sí lo hago (creo que el equilibrio es la clave), y a veces escojo el placer momentáneo por delante de cómo quiere sentirse mi cuerpo a largo plazo. Creo que todos lo hacemos a veces, porque somos humanos.

Pero si te comprometes a hacer pequeños cambios hacia tus decisiones a largo plazo y alejándote de los gustos rápidos y a corto plazo, lo conseguirás gradualmente de forma muy natural y te darás cuenta, muy pronto, de que tu cuerpo «ansía» cada vez menos las cosas que te hacen sentir asquerosa; y cuando lo hagas, pasarás por esos momentos raros de consumir comida que *no* te hace sentir tan bien, y tu cuerpo se quejará y te lo hará saber en forma de indigestiones, estreñimiento, hinchazón, diarrea, granos en la piel, un nivel bajo de energía, dolores de estómago, etc.; y nadie disfruta con eso. Será mucho más probable que te lo pienses la próxima vez.

Todo se resume en escuchar la sabiduría de tu cuerpo.

Eres, verdaderamente, lo que comes. Sintoniza con tu cuerpo y escucha cómo reacciona ante distintos alimentos. Puedes ser tu propia experta en ti misma sin que te hagas pruebas de intolerancias o sin ir a un especialista. *Eres, de verdad, la experta en ti misma.* Simplemente necesitas conectar y escuchar.

Juega, experimenta, prueba nuevos alimentos: ¡Tú estás al mando!

Si, al igual que la mayoría de nosotras, tiendes a quedarte atrapada en la rutina consumiendo los mismos alimentos una y otra vez, podría haber un montón de alimentos maravillosos que te estés perdiendo. ¿Y cómo vas a saber qué alimentos están haciendo que tu cuerpo se sienta genial si estás atascada en los mismos viejos patrones?

Creo firmemente en hacer que la comida sea divertida, emocionante y variada. La comida está ahí para ser disfrutada, y cuando se trata de comida que hace que tu cuerpo se sienta genial, ¿qué puede impedírnoslo?

Así pues, diosa, sé un poco más atrevida. Prueba alimentos nuevos. Observa si a tu cuerpo le gustan o no. Sé tu propia experta en ti misma, y observa cómo se siente tu cuerpo después.

Date permiso para pasártelo bien con esto. Puede que quieras probar una nueva receta o cocinar con una nueva verdura o experimentar con no incluir carne en la cena de hoy, o ver cómo te sientes si no te comes un gran plato de pasta y, en lugar de ello, optas por una gran ensalada fresca con aguacate, nueces, remolacha y lentejas. Puede que, en lugar de ello, desees tomar algunos alimentos de tu «lista del miedo» y simplemente ver cómo reacciona tu cuerpo ante ellos.

Quizás quieras probar a tomar un gran batido fresco por la mañana en lugar de alimentos cocinados, y ver si percibes alguna diferencia en tus niveles de energía, o viceversa. ¿Podría ser que a tu cuerpo le sienten mucho mejor por la mañana unos alimentos cocinados que un batido? Es decisión tuya.

Puede que te sientas más con los pies en la tierra y centrada si comes un cuenco de gachas de avena por la mañana, o puede que te haga sentir perezosa.

Quizás te sientas más fuerte y estable si comes carne, o puede que te sientas más ligera, llena de energía y feliz si optas por una comida vegetariana.

Recuerda que tú estás al mando. No tienes que obedecer las normas. Estás creando la vida que quieres, y puedes escoger exactamente cómo se siente tu cuerpo a partir de los alimentos que consumes. No tienes por qué copiarme: simplemente escúchate *a ti misma*.

· ·

LA DIOSA RACHEL

«Es imposible reformar toda tu vida en una semana cuando has estado mucho tiempo siendo de una cierta forma. Esto consiste más en dar pequeños pasos hacia la felicidad».

A los diecisiete años me pasaron algunas cosas que imagino que, de algún modo, definieron mi vida. Antes estaba bien, estaba bastante feliz la mayor parte del tiempo y nunca me preocupaba por mi peso. Después estuve triste y sentía ansiedad, envidia, confusión, y me sentía perdida y desesperada por llenar la pérdida con algo, y resultó que fue con la comida. Por supuesto, no llené el vacío, y una ganancia de peso de veintiséis kilos me hizo sentirme fatal.

A los veinte años me apunté a un club de adelgazamiento y perdí todo ese peso en 122 días. ¡Estaba eufórica! Volvía a ser mi antigua yo. Pero muy dentro de mí sabía que no era así y que la pérdida de peso simplemente estaba enmascarando lo que de verdad estaba pasando en mi cabeza. Al poco tiempo empecé a recuperar parte del peso. Lo perdía, lo recuperaba, lo perdía... Seguir una dieta o un régimen de ejercicio tras otro me frustraba, pero lo peor era la sensación de fracaso constante. Sólo deseaba UN día en el que no pensase en lo que estaba comiendo mientras planeaba mi vida alrededor del pensamiento de «cuando esté más delgada...».

Desde que encontré a Mel y la Revolución de la diosa, mi relación con la comida se ha vuelto mucho más relajada. Siempre he sabido lo que me va bien: es sencillo, ¿verdad?; pero no lo es cuando tu cuerpo se encuentra manipulado por los pensamientos negativos en tu cabeza.

Ahora creo comidas deliciosas para mí, con cosas que sé que son buenas para mí, pero al mismo tiempo, también soy capaz de comer cosas que no son tan buenas para mí y no sentirme como una fracasada. Cambiar mi relación con la comida y conmigo misma también me ha proporcionado un enorme incremento de la autoconfianza y me ha inspirado para hacer realidad mis sueños. Me he organizado para hacer viajes y me he apuntado a un curso de redacción creativa, que es una cosa en la que llevaba años pensando, pero nunca tuve la suficiente autoconconfianza como para ni siquiera informarme al respecto.

Sigue habiendo cosas de mi cuerpo que no me gustan. Sigo viendo y tocando partes de él que en verdad preferiría que no estuviesen ahí. Sigo pasando varios días seguidos en los que no como verduras, y opino que no pasa nada porque esto es un viaje, y si Mel me ha enseñado algo es que consiste en crecer.

• •

Se trata de comida, no de religión

Muy bien, hablemos de las etiquetas. No me refiero a las etiquetas de los ingredientes de un alimento, sino de las etiquetas de las **dietas:** con esto me refiero a que te autodenomines vegetariana, vegana, pescetariana, paleo o lo que sea.

Creo firmemente que para llevar una vida que esté libre de volver a hacer dietas debes dejar de ponerte estas etiquetas o de dejar de sentir que tienes que categorizar tu forma de comer.

Ciertamente, la comida, los platos y las recetas pueden etiquetarse. *Esta comida es vegana. Esta comida es paleo. Esta comida no contiene gluten.*

Pero etiquetarte como persona basándote en tus hábitos alimenticios puede venir acompañado de todo tipo de presiones y juicios: juicios procedentes de ti, además de los de otras personas.

Porque, una vez más, te has puesto un cometido: un conjunto de normas que acatar. ¿Qué sucede si un día decides que quieres romper una norma? Puede que tu cuerpo no quiera esas reglas para el futuro próximo. Si decides romper una de esas normas un día, o incluso si lo haces por accidente, eso vendrá acompañado de todo tipo de sentimientos de vergüenza, culpabilidad y de no ser lo suficientemente buena, o de no ser capaz de ceñirte a tu etiqueta lo suficientemente bien. Si quieres gozar de una libertad completa de por vida, comprométete a vivir libre de etiquetas. Eres un ser humano único con una relación única con la comida, un conjunto singular de hábitos alimentarios y un cuerpo único.

Respeto totalmente que mucha gente escoja el vegetarianismo y el veganismo por razones que no tienen nada que ver con las normas relativas a las dietas. Siento un enorme respeto por esto. Yo, personalmente, me siento genial por no incluir la carne y sólo una pequeña cantidad de productos lácteos en mi dieta. Mi cuerpo no sólo se siente más lleno de energía, sino que además siento que estoy contribuyendo a que tengamos un planeta más saludable, a que se sacrifiquen menos animales, y me consuela saber que hago todo lo que puedo por reducir el riesgo de padecer cáncer, especialmente tras la muerte de mi padre.

Sin embargo, cuando decidí «hacerme cien por cien vegana», con mi historial de dietas a mis espaldas, me sentí indudablemente una prisionera de acuerdo con mis propias normas. Me juzgaba constantemente si alguna vez quería comer algo que se apartara del veganismo, como huevos, queso o pescado. Rompía mis reglas y luego me mortificaba por ello.

Con una dieta, con una etiqueta, vienen el sentimiento de culpabilidad y la vergüenza.

Por lo tanto, si por etiquetarte sientes como si te estuvieras sometiendo a una dieta, entonces, y sencillamente, la cosa no funcionará. Todavía me siguen preguntando *«qué soy»*, pero no me gusta encajonarme así. Por lo tanto, simplemente digo que no me gusta etiquetarme, pero que como para hacer que mi cuerpo se sienta bien, y personalmente, me siento mucho mejor si no como carne, consumo muchos alimentos de origen vegetal y como pescado ocasionalmente. Encuentro que responder de esta forma evita cualquier juicio o debate. Después de todo, nadie puede discutir con lo que *te hace sentirte bien*. Tú eres la experta a en ti misma, y no ellos.

Personalmente, me siento mejor comiendo de esta forma, pero cada cual se siente de forma distinta. Se trata de una elección personal. Deja que la gente coma lo que quiera. Todos comemos para hacerlo lo mejor posible por alimentar a nuestro cuerpo con las herramientas de las que disponemos. No es asunto tuyo cómo otras personas cocinen su comida y cómo coman para hacer que su cuerpo se sienta bien. Se trata de comida, no de religión.

Cómo comer
lo que quieras

Cuando le digo a la gente que como lo que me da la gana, no me creen. ¿Cómo puede ser eso posible?, preguntan, imaginando cómo me atiborro a galletas Oreo y pido pizza cada noche.

Bueno, la respuesta es sencilla: *consiste en saber, en primer lugar, qué quieres comer en realidad.* Quiero sentirme bien alimentada y fabulosa. Sé qué alimentos me hacen sentir así. Así que sí: como lo que quiero.

**Confía en que tu cuerpo quiere comida auténtica
y el resto llegará de forma natural.**

Como lo que quiero. Eso quiere decir que, si me apetece algo, lo como y lo disfruto. Lo que sucede es que, generalmente, lo que quiero es hacer que mi cuerpo se sienta bien alimentado.

Nunca más me privaré de la comida que quiera comer. Soy consciente de la visión sobre cómo quiero que sea mi relación con la comida. Bebo batidos y zumos verdes, preparo deliciosos platos de chile y curry de verduras, estoy obsesionada con los aguacates y me encantan las ensaladas de superalimentos.

También me encantan el vino tinto y un surtido de quesos, y siento una debilidad insaciable por el sushi. Soy una fanática del pastel de limón y merengue, y si me llevas a un cóctel en el que sirvan Espresso Martini, serás mi amiga de por vida.

***Se llama equilibrio. Come lo que quieras comer
basándote en cómo te quieres sentir,
pero permítete salirte del guion.***

No soy una santa. No tengo una dieta perfecta ni la quiero. Sé que principalmente tomo decisiones saludables para mi cuerpo, me hago responsable de mis propias decisiones y me niego a castigarme. La mayoría de las recetas que aparecen en mi página web se basan en productos de origen vegetal. Todas son saludables y deberían potenciar que te sientas bien. No encontrarás carne en mis recetas, ni azúcar refinado ni muchos productos lácteos, y esto no es porque te esté diciendo que no comas nunca estos alimentos, sino porque simplemente no *necesitamos* más carne. No *necesitamos* más azúcar ni productos lácteos.

***Necesitamos más productos de origen vegetal,
más alimentos auténticos, más sustancia,
más alimentos ricos en nutrientes,
más verduras de hoja y más superalimentos.***

No quiero que seas perfecta: quiero que te sientas bien siendo imperfecta. Quiero que *disfrutes* de tu imperfección.

Y quiero que tengas claro que yo disto mucho de ser perfecta.

Soy imperfecta igual que el resto del mundo: hay 7000 millones de personas imperfectas vagando por este planeta, y todos tenemos que comer.

Me encanta la comida, y quiero que a ti también te encante. Después de todo, la gente a la que le gusta la comida son las mejores personas.

· ·

LA DIOSA HARRIET

«Ahora me he liberado de todas las normas. Por fin estoy viendo mi cuerpo cambiar, pero todavía siento más confianza ahora que cuando tenía esa talla perfecta 38 o 40. Simplemente me pruebo la ropa y no me preocupo por la talla».

Había intentado perder peso de todas las formas posibles, incluyendo no comer y darme atracones y vivir a base de café y Red Bull. Soy diabética de tipo 1, por lo que hacer dieta ha provocado el caos en mi salud, y he hecho dietas yoyó durante tanto tiempo que mi vestuario oscila entre la talla 38 y la 46. Durante mi formación como enfermera, enfermé tanto debido a la falta de alimento que casi tuve que renunciar a mi sueño.

Hace dos años sufrí una depresión grave, experimenté ataques extremos de pánico y estuve tomando mucha medicación. He ido a terapia debido a mis hábitos alimentarios y a mi problema, lo que supone uno de mis grandes desencadenantes, pero nunca podía resolver este asunto: siempre quería una solución milagrosa.

Desde que encontré a Mel y la Revolución de la diosa he recuperado mi vida. Puedo salir a comer, escoger lo que quiera, y no comer el plato más abundante para luego vomitarlo al llegar a casa, o salir y no comer. He recuperado mi vida social y espero con ilusión pasar tiempo con mi familia y amigos. He recuperado la confianza en mí misma. Me encanta probar alimentos nuevos, hago yoga y asisto clases... y por fin he roto con la báscula.

. . . .

Asumir la responsabilidad

Tenemos que tomar muchas decisiones con respecto a la comida cada día. Imagina cuánto tiempo y energía dedicamos a pensar en la comida, mortificándonos por ella, sintiéndonos culpables después y arrepintiéndonos de las decisiones que hemos tomado. En lugar de preocuparte, sigue estos cinco sencillos pasos:

1. Asume toda la responsabilidad por cada decisión que tomes. Decide qué vas a comer y cómelo, tanto si es un batido verde como una porción de pastel: *simplemente admítelo.*
2. Disfruta de cada bocado. Tómate tu tiempo.
3. Luego olvídate.
4. No cargues con ello todo el día pensando y mortificándote por ello. No te castigues al día siguiente para «compensar». No intentes revertirlo. No refunfuñes y te quejes por eso.
5. Simplemente reconócelo y sigue adelante con tu día.

Al ser dueña de tus propias elecciones las estarás analizando más detenidamente. Pruébalo y fíjate en qué sucede.

La mayoría de las chicas:
«Tomare la ensalada de
superalimentos».

Yo:
«Me convierto en un agujero negro
y absorbo toda la materia que hay
a mi alrededor.
No hay supervivientes».

Comer fuera de casa sin perder los papeles

¿Nunca has pensado que sería mucho más fácil llevar un estilo de vida saludable si nadie te invitara a restaurantes o pidiera comida para llevar?

Cómo lidies con el comer fuera de casa supondrá un completo punto de inflexión.

Yo solía:

1. Ir a la comida y abandonar por completo la dieta que estaba siguiendo; y cuando digo abandonar… ¡Caramba! Pedía tres platos y comía hasta que no podía más; y probablemente también daba por perdido el resto del fin de semana, porque para qué preocuparse por volver a ser buena hasta que llegase el lunes, ¿verdad?

O bien:

2. Ir a la comida e intentar, con *todas* mis fuerzas, ceñirme a mi dieta, lo que normalmente daría como resultado que me pidiese una ensalada extremadamente sencilla y que fuese un estómago desgraciado mientras todos los demás se disponían a comer unos platos con un aspecto delicioso. Apartaría de mí la cesta del pan tanto como fuese posible, y evitaría sacar el tema del postre, incluso aunque no pudiese parar de pensar en lo mucho que quería esa tarta de queso que había en el menú.

Si no me decidiera por ninguna de estas opciones, me inventaría una excusa para *no salir a cenar fuera*. Sí, de hecho, evitaría ver a mis amigas para así ceñirme a mi dieta. Tiempos inmensamente tristes para mí. Ninguna diversión de ningún tipo.

Ahora tengo una relación excelente con la comida. Encuentro *mucho* más fácil salir a comer fuera sin sufrir una crisis ni sentirme culpable en lo más mínimo. Salgo a comer fuera como mínimo una vez por semana y siempre es una experiencia maravillosa que espero con ilusión y de la que disfruto sin sentimientos de culpabilidad.

Cualquiera que haya hecho dieta alguna vez o haya intentado «comer limpio» y seguir un estilo de vida saludable sabrá que, frecuentemente, puede resultar difícil salir a comer fuera. Pese a que hay muchos restaurantes que proporcionan opciones saludables en su menú, puede seguir pareciendo toda una batalla encontrar un plato que encaje con tus necesidades y que funcione para ti. Ésa es la razón por la cual es extremadamente importante tener una *mentalidad* sana con respecto a tus citas para cenar.

Cambiar tu mentalidad

Sé que salir a comer fuera puede provocar toda una crisis a muchas mujeres que batallan con su comida y su peso, por lo que voy a compartir con vosotras mis mejores consejos para comer fuera de casa sin perder los papeles. No hay ninguna fórmula ni conjunto de normas para esto. Como siempre, se trata de adoptar una nueva mentalidad y luego permitir que tu intuición oriente tus decisiones.

Número 1: Céntrate en toda la experiencia

En lugar de simplemente ingerir la comida, piensa en ello como si estuvieses pasando fuera de casa toda la tarde o noche. Si sales con algunas amigas, entonces dite a ti misma: «*¿Sabes qué? En realidad*, esto no tiene que ver con la comida. Se trata de ver a mis amigas y de ponernos al día. Consiste en ver cómo le estaba yendo a esta persona en su nuevo trabajo. Consiste en saber cómo le está yendo a esta persona con su nuevo novio».

No hagas que todo tenga que ver con la comida. Haz que se trate de tus amigas, del restaurante, de toda la experiencia. Estoy segura de que en tu cabeza puede que *parezca* que tiene que ver con la comida, pero lo cierto es que, en realidad, consiste en pasar tiempo con tu familia o tus amigas, participar en conversaciones, estar presente y ponerse al día.

Número 2: Ve tanteando el menú

Si ya consumes muchos alimentos saludables, en abundancia y sin reprimirte, entonces lo que es más probable que suceda cuando veas el menú es que te sientas atraída por los alimentos que sean más similares a los que ya consumes normalmente, ya que ya sabes lo genial que te hacen sentir esos alimentos.

Así pues, echa una ojeada y pregúntate: «*¿Cómo* quiero sentirme? ¿Qué plato me hará encontrarme más cerca de esa sensación?». Prueba algunos mentalmente. «*¿Cómo se sentirá mi cuerpo después de consumir esa comida? ¿Me alimentará, me satisfará y también dejará mi cuerpo sintiéndose bien?*».

Si has estado restringiendo o controlando mucho lo que comes antes de esa comida, entonces es mucho más probable que accedas al restaurante y tu mentalidad sea la de: «*¡Al cuerno!* Voy a comerme una hamburguesa, voy a comerme una pizza y voy a comer todo lo que quiera esta noche porque hoy no hay normas».

Por lo tanto, la clave consiste, simplemente, en que en el período precedente a salir a comer fuera o celebrar una ocasión especial seas equilibrada. Come gran cantidad de alimentos geniales, maravillosos y frescos, y entonces tu cuerpo querrá más de ellos cando vayas a un restaurante. No hagas dieta ni te prives de cosas.

Lo que tiende a suceder en mi caso es que cuando como fuera de casa me siento atraída por los platos similares a los que como en casa. No pierdo el tiempo preocupándome por qué platos son vegetarianos o carecen de productos lácteos, gluten o azúcar, porque la mayoría de los menús de los restaurantes no cuentan con abundancia de esos platos.

En lugar de fijarte en aquello que no contienen
los platos, fíjate en todo lo bueno que contienen,
en lo que sí tienen. Céntrate siempre en lo positivo.

Fíjate en qué platos contienen muchas verduras y hortalizas, fibra, grasas buenas o proteínas. Siempre puedes pedir guarniciones también. Además, no temas pedirle al camarero si se pueden hacer ligeras modificaciones en los platos. Frecuentemente he conseguido que cambiaran algo en el menú por el simple hecho de preguntar. Si no preguntas no lo conseguirás. Generalmente pueden hacerlo y no les importa. Así pues, pregunta: «¿Puedo tomar este plato sin el queso? ¿O sin la salsa? ¿O puede transformarse este entrante en un plato principal?».

Número 3: Escucha a tu cuerpo

Si estoy comiendo fuera de casa y sé que mi cuerpo quiere una ensalada, entonces no dudaré en pedir una ensalada. Si como fuera de casa y pienso: «¿Sabes qué? En realidad, quiero una pizza esta noche» entonces puedes apostar a que pediré una pizza.

Decide qué es lo que quieres de verdad y luego responsabilízate de tu elección. No te permitas pensar: «De acuerdo, pediré esta pizza y luego compensaré haciendo dos horas de ejercicio en el gimnasio mañana o me saltaré mi próxima comida».

Simplemente responsabilízate por esa decisión. Pídela, admítelo y cuando llegue el momento disfruta de cada bocado; y cuando hayas acabado, no pienses más en ello. Eso no significa que tengas que mortificarte al día siguiente, no quiere decir que tengas que reprimirte al día siguiente: tu cuerpo te dirá cómo te sientes al día siguiente. Probablemente te hará sentir un poco perezosa y cansada, y acabarás volviéndote a sentir atraída por la comida buena la próxima vez.

Número 4: Un poco de lo que te gusta no te hará daño nunca

Si durante tu día normal, tus hábitos normales y tus rutinas normales no comes pan ni queso, por ejemplo, pero luego vas a un restaurante y comes un poco, en realidad eso *no* supone el fin del mundo. Obviamente, si sabes que vas a experimentar una mala reacción al gluten o a los productos lácteos, no los pidas, pero si lo haces, asume la responsabilidad, toma la decisión, para cuando estés llena y luego sigue con tu vida.

Número 5: El postre

Yo solía ser muy golosa: tanto que no podía imaginar tomar una comida y no seguirla de un postre. Simplemente *tenía* que comer postre. No podía irme del restaurante sin comerme uno.

Pensaba, sencillamente, que así era yo, y solía respaldarlo con alguna historieta ridícula del estilo de *«¡Simplemente soy así! Me encantan los postres. Soy extremadamente golosa»* o «Soy una adicta al azúcar», pero, de hecho, lo cierto era que las razones por las que me sentía tan atraída por el azúcar todo el tiempo eran que no estaba consumiendo una dieta equilibrada, siempre estaba intentando restringir cosas y, además, recurría al azúcar cuando lo que en realidad necesitaba en lo más profundo de mi ser era un abrazo o llorar. A medida que me he vuelto más sana y he incluido una mayor variedad en mi dieta, y a medida que he consumido más grasas buenas y más proteínas de origen vegetal y comidas adecuadas que son verdaderamente nutritivas para mi cuerpo, *y* a medida que he dejado de usar la comida como herramienta para consolarme, también he notado que «la afición por lo dulce» o «la adicción al azúcar» se han evaporado de golpe.

Así que ahora, si voy a un restaurante, me siento más inclinada a pedir un entrante y un plato principal y luego saltarme el postre. Y eso no tiene nada que ver con que esté siendo «buena»: se trata de, sencillamente, una situación en la que «podría tomarlo o no. En verdad ya no me preocupo por eso», lo que supone la sensación más liberadora del mundo. La abundancia. A veces tomo postre y lo comparto con alguien. Frecuentemente, la idea de todo un postre para mí no me resulta atractiva, porque sé cómo hará que se sienta mi cuerpo, y no me entusiasma esa sensación.

Número 6: Deja el restaurante atrás

Con esto quiero decir: *supéralo en cuanto abandones el restaurante.* Simplemente porque salir a comer fuera no significa que tengas que batallar en el gimnasio dos horas al día siguiente o pasarte el día posterior humillándote.

Tu cuerpo te dirá cómo se siente, por lo que si al día siguiente empieza a sentirse perezoso y cansado y un poco como una porquería debido al alimento que consumiste, eso no significa que tengas que sentirte culpable al respecto.

Simplemente significa que debes escuchar a tu cuerpo y prestar atención a lo que quiere al día siguiente, porque aquello por lo que se sentirá atraído será por los alimentos frescos, maravillosos y nutritivos que tu cuerpo necesita para prosperar.

Los tentempiés

Siempre me hacen preguntas sobre qué se considera un aperitivo «bueno» o «saludable», y me suelen preguntar cosas como:

- «¿Cuál es un buen aperitivo que pueda llevar conmigo a todas partes?».
- «¿Qué debería comer entre esto o aquello?».
- «¿Cuál es un tentempié saludable que me pueda hacer y llevarme al trabajo?».
- «¿Cuál es un buen aperitivo para tomar antes de ir al gimnasio?».
- «¿Qué cantidad de tentempiés crees que están bien?».
- «¿Qué porciones son las adecuadas para mis aperitivos?».

Llegados a este punto ya deberías conocerme lo suficientemente bien como para saber que no os daré normas para vuestros tentempiés. No soy una fanática de las normas, por si no lo habíais captado.

Pero, sin embargo, *voy* a darte algunos consejos en cuanto a la actitud y de cambios en lo tocante a los tentempiés.

Cuando comas conscientemente, tal y como he descrito anteriormente, notarás que, de hecho, no te sentirás llamada a tomar tantos aperitivos.

Cuando apliques mis técnicas para abandonar la alimentación emocional, también te darás cuenta de que tampoco te verás atraída a tomar tantos tentempiés.

La mayoría de las veces, cuando estamos tomando un aperitivo, se trata de algo bastante inconsciente, y no estamos realmente hambrientos. Simplemente lo hacemos de camino al trabajo o entre reuniones, o sencillamente picoteamos de forma inconsciente mientras vemos la televisión o revisamos nuestros *emails*.

Nos enfrascamos con lo que deberíamos tomar como tentempié, pero lo cierto es que probablemente no *necesites* tomar ni la mitad de los aperitivos que crees que debes consumir.

El tamaño de las porciones también importa cuando hablamos de los tentempiés, y frecuentemente me preguntan: «*¿Estoy comiendo demasiados frutos secos a diario?*» o «*¿Cuánta fruta es demasiada fruta?*».

Si no prestas atención cuando estés comiendo, ésa es la cantidad.

En el momento en el que desconectes de tu comida, dejes de escuchar a tu cuerpo y dejes de prestar atención: así es como deberías medir tu «control de las porciones». Y si te acabas un tarro de mantequilla de almendra por semana probablemente no estés comiendo conscientemente. Probablemente lo estés haciendo con el piloto automático encendido.

No estoy a punto de insultarte. Tú y yo ya sabemos lo que constituye un tentempié saludable. Consiste en una pieza de fruta, un batido, algo de aguacate, algunos frutos secos, algunos crudités de verdura y hummus. Es la comida la que hace que tu cuerpo se sienta bien, pero en dosis menores y sin poca o nada de preparación necesaria.

En mi blog encontrarás muchas recetas saludables para preparar «caprichos», y son versiones más saludables de postres y caprichos dulces hechos sin mantequilla, azúcar, margarina u otros alimentos procesados; pero creo que es realmente importante seguir consumiendo estos alimentos como premios, y no como tentempiés cotidianos. Con esto me refiero a los *brownies* crudos, las bolitas energéticas, los pastelitos de semillas, etc.

Un tentempié realmente genial que recomendaría siempre es un sencillo batido verde. Puedes tomarte medio por la mañana y medio por la tarde si estás experimentando un bajón vespertino. Un zumo o batido verde es algo maravilloso que beber a lo largo del día para evitar que tengas que pasar tiempo preocupándote por asaltar la alacena para prepararte aperitivos.

Pero, una vez más, simplemente sé consciente cuando estés comiendo, emplea mis técnicas para combatir la alimentación emocional (teniendo claras tus razones y cómo te estás sintiendo de verdad) y te darás cuenta de que *en realidad* no necesitas esos tentempiés tanto como creías.

Lo cierto es que, cuando tomes comidas principales nutritivas que te satisfagan, te nutran y hagan que tu cuerpo se sienta bien, no te verás llamada a tomar muchos tentempiés entre medias.

Pensamos que necesitamos tres comidas principales y dos tentempiés entre ellas, pero en realidad simplemente necesitamos escuchar más. Por lo tanto, si tu cuerpo no necesita un aperitivo a la «hora del tentempié», no lo tomes. No hay normas.

Tu sagrada cocina

En la época en la que estaba loca por las dietas, me escapaba constantemente de mi cocina. De hecho, no pasaba nada de tiempo en absoluto en ella. Tenía miedo de lo que pudiera pasar si me quedaba en esa cocina durante demasiado tiempo. Vivía a base de productos ultraprocesados para perder peso como batidos de adelgazamiento, barritas de proteínas o de otros tipos y sopas de lata.

Quería pasar en la cocina tan *poco* tiempo como fuese físicamente posible. Nunca cocinaba. Nunca hacía nada. Los armarios estaban prácticamente vacíos debido a mi miedo. Si tenía una cocina completamente llena de comida sabía que no podría controlarme y que me daría atracones de todo. Incluso aunque me comprase treinta barritas de dieta y me dijese a mí misma que las haría durar una semana, me las habría zampado todas en cuarenta y ocho horas. Por lo tanto, lo hice lo mejor que pude para mantener mi cocina tan vacía como fuese posible para evitar que eso sucediese.

Pero ¿evitó tener una cocina vacía que me diese atracones? ¡Desde luego que no! Simplemente iba a las tiendas a comprar la comida para darme mis festines. No estaba haciendo el trabajo interior, sino simplemente intentando controlar los síntomas externos.

Ahora me doy cuenta de lo ingenuo que era eso.

Y ahora mi cocina es un lugar en el que de verdad me encanta pasar tiempo. Prácticamente *vivo* en la cocina. Me siento muy feliz en ella, cocinando comidas deliciosas y, ¿sabes qué?, no me encuentro con mi cara mirando dentro de la nevera cada noche buscando respuestas como si pensara que fuera a encontrarlas en ella.

He trabajado con muchas clientas que, al igual que hacía yo, han desconectado por completo de su cocina y viven con miedo de la nevera.

Puede que pegaran la foto del cuerpo de una celebridad en la puerta del frigorífico a modo de «motivación» para evitar acudir a él, o que intentaran «esconder» las galletas de chocolate en la estantería superior.

Venga, chicas: sabemos que con ese truco no engañamos a nadie. Cuando quieras reaccionar a las emociones con comida o darte un atracón, y cuando ese sentimiento se apodere de ti, un paquete de galletas que escondiste en la estantería superior del armario o una «foto de alguien delgado» colocada en la puerta de la nevera no van a detenerte.

Tu relación con tu cocina es crucial.

Tu cocina es el espacio sagrado en el que puedes crear la nutrición para que tu cuerpo prospere.

¿Qué tipo de relación tienes con tu cocina? ¿Qué tipo de energía llevas a este espacio?

Puede que tu cocina sea pequeña, vieja, esté llena de utensilios que no usas o que estén anticuados, o que sea un completo desorden. Quizás compartes una cocina con compañeros de piso.

He tenido clientas que empiezan a trabajar conmigo y luego me dicen que no les gusta cocinar o que no disponen de tiempo en absoluto que dedicar a la cocina.

Comprendo perfectamente que el tiempo es oro y que nadie quiere pasar toda su vida cocinando ni dedicarle *todo su tiempo;* **pero** para cultivar la mejor relación posible entre la comida y tu cuerpo vas a tener que, por lo menos, *intentar* entrar en la cocina. No es algo de lo que puedas estar huyendo constantemente. Debes conectar con la comida con la que estás alimentando a tu cuerpo.

Por lo tanto, aquí tenemos cómo empezar a hacer que tu relación con tu cocina sea una prioridad.

Primero empieza a fijarte en el tiempo que pasas en la cocina como parte de tus *propios cuidados.* Considéralo algo tan importante como lavarte la cara cada mañana, cepillarte los dientes o limpiar tu licuadora.

Debes dedicar tiempo a alimentar a tu cuerpo.
Vales el tiempo que hace falta.
Damos prioridad a lo que nos importa.
¿Es tener un cuerpo sano una prioridad para ti?

No puedes nutrir a tu cuerpo haciendo lo mínimo indispensable en la cocina. Simplemente no funcionará, igual que no puedes tomar una pastilla adelgazante y seguir consumiendo comida basura. No hay atajos aquí. Debes dedicarle algo de esfuerzo.

Pese a ello, las buenas noticias son que esto no tiene por qué ser duro, estresante ni molesto. De hecho, puede ser maravilloso. Puede hacer regresar la *alegría* a la comida.

Si la comida te ha parecido algo estresante, una tarea rutinaria y aburrida o el enemigo, entonces este paso es absolutamente *clave* para ti.

Transforma tu espacio

Empieza por ordenar. Generando espacio físico, también estarás, desde el punto de vista de la energía, creando espacio para que una luz y amor nuevos entren en tu vida y para que una relación nueva y animada con tu cocina entre en tu vida.

Revisa todos tus armarios y cajones, limpia tu nevera, regresa a esos armarios y tira toda esa comida basura que *sabes* que no será de utilidad para tu yo futuro. Deshazte de ella. Elimina también todas esas viejas latas de comida que nunca usarás, y esas grandes bolsas de azúcar glas con el que nunca cocinas. Elimina todas las salsas y condimentos que caducaron hace meses. Deshazte de ese viejo tarro de cebollitas encurtidas. Y limpia todos tus armarios. Probablemente te enfrentarás a cierta resistencia en esta parte, pero si la percibes, significa que tienes que hacerlo más.

Entonces piensa en lo que de verdad te hace feliz y te llena. ¿Qué te aporta alegría? Ahora, además, lleva algunos elementos de *eso* a tu cocina. ¿Está la música en tu lista? ¡Entonces empieza a poner algo de música en tu cocina, nena! ¿Están la naturaleza y salir al aire libre en tu lista? Entonces sal a comprar una planta nueva o un ramo de flores.

Puede que desees colocar algunas fotos de tu familia en la cocina o algunas frases motivacionales positivas, fotografías de la gente a la que quieres o de tus mascotas. Citas inspiradoras que te encanten. *(Las citas sobre hacer dieta no están permitidas)*. Haz que transmita sensaciones de ser un lugar hermoso. Mantenla limpia y organizada. Colecciona recetas y pruébalas.

¿Ves lo que estamos haciendo aquí? Estamos convirtiendo tu cocina en un lugar en el que de verdad te sientas como en casa y en un sitio en el que quieras pasar tiempo. Espero, sinceramente, que le dediques algo de tiempo, porque puede generar grandes cambios en tu relación con la comida.

Hace poco trabajé con una mujer encantadora a la que, cuando le pedí que hiciera este ejercicio, me dijo que su horno llevaba seis meses sin funcionar. Fue como… «¡Vaya! ¿Cómo podemos avanzar si no estás preparada para que te arreglen el horno?». Por supuesto, se trataba de un taimado autosabotaje inteligentemente disfrazado con un «Es que no he tenido tiempo».

Otra cosa que quizás necesites ordenar, o quizás reemplazar, son tus electrodomésticos de cocina. Si usas una batidora con unas cuchillas realmente desgastadas o que esté acumulando polvo, entonces deshazte de ella y cómprate una mejor. Hazte un regalo invirtiendo en una nueva. Vales el esfuerzo que conlleva el mejorar tu cocina, diosa. Todo esto son inversiones por el bien de tu salud.

Esto no tiene que ver con ser una perfeccionista ni con tener una cocina de lujo con el equipamiento más moderno y caro. Por supuesto que no. Esto consiste en tener una cocina en la que te *guste* estar. ¿Y para qué vamos a *estar* en la cocina?: ¡para *jugar, crear y alimentar*, cariño!

¡Permítete jugar!

Piensa en cómo comen los niños. Juegan con su comida. Son atrevidos. Sus padres siempre quieren que prueben cosas nuevas. Quiero que empieces a jugar de la misma forma. Así es como cultivarás una relación hermosa y lúdica con tu cocina y un entorno genial en el que alimentar a tu cuerpo. Arma un lío. Quema la granola algunas veces antes de que te salga bien. Haz demasiado batido, de modo que tu batidora entre en erupción y el batido acabe por todo el suelo de tu cocina. El caos es parte de la diversión. Jugar es bueno. La variedad y la experimentación son buenas. ¡Pon algo de música y sé feliz en tu cocina!

Observa la belleza en la experimentación. Si tienes hijos, *implícalos* en la diversión. Lo mismo con tu pareja. Recomiendo encarecidamente cualquier cosa que puedas usar y cualquier cosa que puedas hacer que implique *jugar* con la comida. Creo que es maravilloso. Las comidas como la pizza, en las que escoges tus propios ingredientes *(hay una receta genial de pizza saludable en mi página web),* las fajitas, los batidos…, todas estas cosas incluyen un elemento de creación y diversión.

Escoger tus propios ingredientes también añade un elemento de improvisación. Prepararlo todo y darte esa libertad para ser un poco más creativa con la comida es algo absolutamente precioso y, una vez más, le resulta satisfactorio a tu niña interior. Así que sí: juega, crea y arma un lío. Así es como la comida pasará de ser el enemigo a ser un amigo juguetón con el que puedes volver a divertirte.

Cocina con amor

«Cocinar es como el amor: uno debería embarcarse en ello con un abandono total o no embarcarse en absoluto».

JULIA CHILD

¡Aquí tenemos mis diez mejores consejos para cocinar en una cocina llena de amor!:

1. **Cocina con aceite de coco:** Puedes comprarlo en supermercados o en tiendas de alimentos saludables. Lo venden en tarros. Éste es el aceite más sano que podemos usar para cocinar y va de maravilla con muchos alimentos. Si necesitas aceite líquido, simplemente derrite primero el aceite de coco en un cazo.
2. **Cocina el doble o el triple de la cantidad de la receta:** Congela las sobras o guárdalas para comer o cenar mañana.
3. **Reserva tiempo para preparar comida:** Si vas corta de tiempo, una olla de cocción lenta podría ser tu nueva mejor amiga.
4. **Implica a todos:** Haz que tu familia, pareja e hijos se impliquen en cocinar haciendo que sea toda una experiencia y algo divertido, y no una tarea tediosa y rutinaria.
5. **Planea hacer cosas DIVERTIDAS, y no sólo comidas:** Caprichos, cosas elaboradas que despierten tu interés, cosas que no encajen con tus horas de las comidas…, sólo por la diversión extra y por probar cosas nuevas.
6. **Organiza tu cocina:** Si es fácil encontrar los utensilios y los ingredientes, eso hará que el proceso sea mucho más fácil. Ten

un lugar para tus especias, un sitio para tus cereales, un lugar para tus frutos secos y semillas, etc.

7. **Usa tarros grandes de vidrio para guardar comida:** Son muy bonitos, mantienen tu comida fresca y hacen que toda la experiencia parezca más lujosa.

8. **Ve probando a medida que avances:** No hay mejor forma de disfrutar de la experiencia de tus habilidades culinarias que catar a medida que avances.

9. **Pon música cuando estés cocinando:** Esto te ayudará a relajarte, a entrar en tu flujo creativo y a desconectar tras tu jornada.

10. **Canta y baila mientras estés cocinando.** Sí, me has oído bien. Una vez más, esto va a hacer que te sientas genial en lo tocante a tu comida, llenando tus horas de comer de una energía sorprendente y feliz. Además, disfrutarás mucho más consumiendo tu comida después.

¿Qué energía traes contigo a tus horas de las comidas y al cocinar?

¿Acelerada? ¿Frenética? ¿Caótica? ¿Inconsciente?

Todo es energía.

Cuando cocinas o preparas comida con la energía de «No tengo tiempo para esto» o «Esto es una tarea rutinaria y tediosa» o «Estoy tan estresada», entonces ésa es la energía que estarás introduciendo en tu cuerpo. Así pues, pregúntate:

- ¿Cómo está influyendo tu energía a las horas de las comidas en la gente con la que vives y con la que comes?
- ¿Cómo quieres que sea tu energía en de las horas de las comidas? ¿Y cómo influirá eso en tu familia?
- ¿Cómo quieres que sea *su* energía en de las horas de comer?
- ¿Cuál es la energía de la comida que estás preparando?

- ¿Encaja la energía de tu comida con la energía de cómo te quieres sentir en tu cuerpo?

. . . .

LA DIOSA LINDSAY

«Estaba tan enfrascada en el autodesprecio que intenté que todo cambiase. Batidos, píldoras adelgazantes, dietas hipocalóricas: lo que se te ocurra. Ya no más. Me he dado cuenta de que sólo hay una Lindsay: es hermosa, incluso aunque tenga algunas partes flácidas».

Mi madre y mis tías siempre estaban a dieta, por lo que el que yo también siguiera una (o el preocuparme si no seguía una) era de lo más normal. Abusaron sexualmente de mí a los catorce años, y la comida también me ayudó a sobrellevarlo, a automedicarme, pero nunca fui mi amiga. Simplemente me sentía incómoda en mi piel y creía que si podía hacer que mi cuerpo tuviese la talla y la forma adecuadas entonces todo lo demás encajaría y yo sería feliz.

Cuando empecé a trabajar como asistente de vuelos de larga distancia, en realidad no prestaba mucha atención a cómo estaba alimentando mi cuerpo y me acostumbré a tomar cosas ricas en azúcar para que me proporcionaran un incremento de energía en el trabajo. Luego, en mis días libres no podía preocuparme de cocinar para mí misma, por lo que vivía a base de comida para llevar. Viajaba a unos destinos maravillosos, pero luego pasaba mi tiempo comparándome con las demás, apartaba a un lado a mis amigas y los eventos sociales y me preocupaba constantemente por mi peso.

Seguí una dieta durante algunos días y me sentía feliz por haber perdido algunos kilos, sólo para recuperarlos al cabo de unas semanas. La sensación de «No soy lo suficientemente buena para esta dieta, por lo que no soy lo suficientemente buena para nada en la vida» me conducía hacia un atracón de alimentación emocional que, a su vez, me hacía sentir diez veces peor. Era un círculo vicioso y duró dos décadas.

Desde que he empezado a trabajar con Mel, todo eso ha cambiado. Sé qué alimentos me hacen sentir de maravilla en mi interior, y cómo afecta eso a mi exterior. He trabajado con mis desencadenantes emocionales y sé cómo lidiar con ellos. Como conscientemente cualquier cosa que me haga sentir hermosa, brillante, llena de vida y me proporcione energía. He dejado de compararme con las demás y he dejado de castigarme. Consumir alimentos nutritivos me hace sentir bien en mi interior, mientras que por fuera mi cabello brilla y mi piel resplandece.
Actualmente siempre estoy sonriendo y mi autoconfianza crece un poco más cada día. Me encanta descubrir nuevas formas de hacerme sentir bien conmigo misma, nuevas recetas y nuevas formas de encontrar algo de autoestima y paz interior. Y cuidar de mí misma es fácil: si la comida no me sirve de una forma amorosa y generosa no quiero comerla.

· ·

Sé tu propia experta en ti misma

Crear tu propia fórmula y convertirte en tu propia experta en ti misma consiste, en realidad, en decidir con qué alimentos nutrirás tu cuerpo y qué alimentos prefieres no comer. Si no asumes toda la *responsabilidad* por estas elecciones, entonces acabarás sintiéndote insegura, juzgada *(porque te estás juzgando a ti misma)* y será mucho más probable que experimentes lo que antes has calificados de «días malos».

Por lo tanto, necesitas decidir *qué* hace que tu cuerpo se sienta de la forma en la que quieres que se sienta, y qué *no* quieres comer porque hace que tu cuerpo no se sienta bien.

Al hacerlo estarás decidiendo qué funciona para ti y qué no, y te mantendrás firme asumiendo toda la *responsabilidad* por estas decisiones.

Aquí tenemos algunas cosas que he descubierto y sigo descubriendo sobre mi propio cuerpo mientras sigo convirtiéndome en mi propia experta en *mi* cuerpo:

- A mí me funciona tomar un zumo o batido verde la mayoría de los días. Eso siempre me hace sentir genial.
- A mí me sienta bien tomar un desayuno ligero y luego una comida más abundante.
- A mí me funciona no comer demasiada fruta, porque, si no, tengo muchos gases. Eso es, sencillamente, lo que me dice mi cuerpo.

- Si tomo más de un café al día me pongo nerviosa, ansiosa y me hincho.
- También he descubierto hace poco que a mí me funciona limitar los postres crudos ricos en grasas o azúcar.
- A mí me funciona no incluir la carne en mi dieta, pero sí que me va bien incluir pescado.
- A mí me funciona, claramente, beber mucha agua.
- A mí me sienta bien incluir queso de cabra y halloumi en mi dieta en lugar de eliminar todos los productos lácteos.
- A mí me funciona comer aguacate todos los días. Además, estoy obsesionada con él, así que…
- A mí me va bien no tomar muchos tentempiés y, en lugar de ello, tomar comidas nutritivas.
- A mí me funciona disfrutar, de vez en cuando, de una copa de vino tinto cuando salgo a comer fuera, pero si la tomo las noches de los días laborables en casa no me sienta bien.

Esto es lo que he visto, a lo largo de los últimos años, que me sienta bien, pero es algo que va desarrollándose constantemente, porque soy una alumna de por vida de mí misma y de mi cuerpo. Así es como respaldo mi visión acerca de cómo me quiero sentir.

Cualquier alimento grasiento (fritos, etc.) *no* funciona en absoluto para mi cuerpo, y ahora es algo absolutamente innegociable para mí. Cuando consumo alimentos grasientos, me siento tan apática que, simplemente, *no* me vale la pena. Las golosinas también son algo innegociable en mi caso, ya que era adicta a ellas, y ahora no las considero un alimento, sino simplemente un conjunto de sustancias químicas.

Por favor, no copiéis mi lista ni penséis que os estoy dando unas normas en absoluto. Una vez más, esto es lo que he visto que funciona y no funciona en *mi* caso. He recopilado esta lista escuchando a mi cuerpo y fijándome en cómo me siento después de consumir distintos alimentos. Pruébalo. Tú eres la estudiante de tu propio cuerpo.

Aquí tenemos otro factor muy importante: colocar alimentos en tu lista de «No me sienta bien» no significa que nunca más vayas a consumirlos en toda tu vida. No es así en absoluto. Simplemente estamos asentando tu estilo de vida y unos hábitos alimentarios saludables y nuevos para tu cuerpo.

Tus hábitos cotidianos con respecto a la comida deberían consistir en qué alimentos te funcionan y hacen que tu cuerpo se sienta bien.

Reducir frente a eliminar

Lo que las dietas te dicen es que **elimines cosas** (que suprimas el azúcar, el gluten, los productos lácteos, la carne, etc.). En lugar de eso, lo que quiero que hagas es que reduzcas cosas.

¿Ninguno de los alimentos que has descubierto te van bien? Redúcelos centrándote en consumir todos los alimentos que has visto que **sí** te sientan bien.

En cuanto digas que vas a **suprimir** A, B o C, entonces querrás esos alimentos, no podrás dejar de pensar en ellos, te sentirás limitada y los habrás convertido en alimentos prohibidos.

Reducir ciertos alimentos funciona mucho mejor, y muchas de mis clientas han dicho que cuando se centran en reducir en lugar de en eliminar, han sentido que comían mucho más de lo que solían. Y no pueden creerse que, de hecho, estén perdiendo peso, ganando en energía y sintiéndose de maravilla al mismo tiempo. Así que sí: esto funciona.

No decidas que vas a suprimir el azúcar o la carne para siempre. Incluso aunque creo que, probablemente, no volveré a consumir carne nunca, no me gusta decir «Nunca», ya que, ¿quién sabe?

Date cuenta de que *tú* eres quien controla lo que decides meterte en el cuerpo, y lo que funciona para ti hoy no es algo que vaya a ser, necesariamente, así para siempre.

La diosa Lisa

«Durante mucho tiempo busqué la felicidad en las "cosas" y la comida. Ahora sé que no *sólo* necesito alimentar mi cuerpo, sino también mi mente y mi alma, que he tenido descuidadas durante demasiado tiempo».

Siempre he considerado la comida como una recompensa y un consuelo. Si estaba celebrando algo o me sentía triste o simplemente estaba aburrida, comía. Me encanta la comida, pero cuando a mi hermana le diagnosticaron un cáncer, eso me asustó como para enfrentarme a mi salud y mi dieta. Probé todas las dietas relámpago más novedosas. El problema era que no podía resistir la tentación de la comida poco saludable. Entonces me mortificaba por mis malas decisiones y me animaba con más «premios». Estaba atrapada en un círculo vicioso que afectaba a mi estado de ánimo y me hacía dudar de mi propia valía.

Desde que conocí a Mel, he aprendido el respeto por mi cuerpo y las cosas sorprendentes que ha hecho por mí, incluyendo traer al mundo a mis tres preciosas hijas. Ahora me dedico la atención que no sólo necesito, sino que me merezco, y eso no significa que sea egoísta o que esté descuidando a mi familia. Significa que soy una persona más feliz y con más energía, y que ya no considero mi bienestar como la última prioridad.

No soy una santa en absoluto ahora, ni tomo las mejores decisiones, pero estoy en un proceso en desarrollo y eso me parece bien. Me encanta la idea de reducir los malos alimentos reemplazándolos por mejores opciones, y tanto mi familia como yo nos estamos beneficiando de eso. He comido cosas que ni siquiera sabía que existían antes, como por ejemplo el kale y la quinoa, y he descubierto que los alimentos frescos y saludables pueden tener un sabor delicioso.

Imagina si nos obsesionásemos
con las partes de nosotros
que amamos.

PARTE VII

• • • • • •

Viva la diosa:
volviendo a enamorarte de tu cuerpo

Come como si te amases.
Muévete como si te amases.
Habla como si te amases.
Actúa como si te amases.

TARA STILES

Deberías quererte

Pasamos mucho tiempo pensando en las relaciones, ¿verdad?

Nos obsesionamos con quien estemos saliendo, analizamos en exceso y totalmente sus mensajes, hasta llegar a un punto de la confusión; nos preocupamos por nuestras relaciones con nuestros progenitores y hermanos, y nos enfadamos cuando nuestros amigos no nos devuelven las llamadas. Todos tenemos relaciones que son maravillosas, y algunas que no lo son tanto.

¿Qué relación en tu vida es la más cariñosa, la que te proporciona un mayor apoyo, la más increíble?

¿Qué relación te hace sentir segura, aceptada y querida?

¿Estás pensando en alguna persona?

¿Se trata de ti?

Nuestra relación con nosotras mismas es la relación más importante en la que nos encontraremos nunca. Después de todo, la mantendremos, literalmente, de por vida.

Probablemente te hayas tropezado con la idea antes, cuando era una bonita imagen para una cita en Instagram o para una línea del guion de *Sexo en Nueva York,* pero es digna de dedicarle más tiempo que un simple reconocimiento diciendo: *«¡Vaya! ¡Eso es una gran verdad!»* antes de seguir adelante con nuestra vida.

Si te pidiera que definieras a tu pareja ideal, quizás incluirías palabras como digno de confianza, leal, amable, generoso, que me cuide, indulgente, comprensivo…

¿Cuántas de esas características aplicarías a tu relación *contigo misma* exactamente tal como es ahora?

¿Eres amable y generosa contigo misma?

¿Eres indulgente y comprensiva cuando cometes un error?

Cada relación en nuestra vida es un reflejo de nuestra relación con nosotras mismas. Empieza a tratarte de la misma forma en la que quieras ser tratada y mira el mundo girar a tu alrededor. ¡De hecho, es bastante sorprendente!

Reconoce que ya te encuentras en la relación
más importante de tu vida en este preciso
momento: la que tienes CONTIGO MISMA.
Trabaja en tu relación contigo misma
y todo lo demás mejorará sin dificultad.

El mayor amor está reservado
a aquellos que se atreven
a pensar que son adorables.

Cómo amar tu cuerpo DE VERDAD

«Si quieres a la diosa, adórala».

DANIELLE LAPORTE

De todas formas, ¿qué significa la autoestima en realidad? ¿No es simplemente algo inventado de lo que la gente habla en Internet?

La autoestima es la parte más olvidada de la pérdida de peso y la salud.

Sé que sin el compromiso de aprender a quererme a mí y mi cuerpo, *nunca* hubiese sanado mis patrones alimentarios destructivos. Hubiera sido físicamente imposible. Seguiría en una batalla cotidiana y continua con la comida. Seguiría subiéndome a la báscula cada mañana para determinar mi estado de ánimo para ese día. Hubiera seguido usando a mi cuerpo como campo de batalla y no como un hogar o un amigo.

> **Aprender a practicar el arte de quererte**
> **a ti misma y tu cuerpo**
> **es algo absolutamente esencial**
> **si quieres tener cualquier posibilidad**
> **de ser feliz en tu pellejo.**

Cuando oyes «Quiere tu cuerpo», ¿cómo te sientes? ¿Te avergüenzas un poco? ¿Desvías la mirada? ¿O piensas que posiblemente no es tu caso?

Puede que surjan estas preguntas:

244

- ¿Cómo puedo querer mi cuerpo si no tiene el aspecto que quiero que tenga?
- ¿Cómo puedo querer mi cuerpo y, al mismo tiempo, estar intentando cambiarlo?
- ¿Cómo puedo querer mi cuerpo si no tiene el peso que deseo que tenga?
- ¿No podría perder peso primero y luego, después de eso, empezar a quererme?

La autoestima no consiste en abandonar unos principios saludables y luego, en lugar de ello, comer lo que sea. Es más bien todo lo contrario.

> *Ama y respeta tu cuerpo LO SUFICIENTE*
> *como para tomar decisiones que hagan*
> *que tu cuerpo se sienta de maravilla.*

Supone un tremendo error pensar que empezarás a querer tu cuerpo **cuando** alcances tu peso ideal o te sientas fuerte y sana: lo cierto es lo contrario. Llegarás a sentirte genial, radiante, fuerte y animada **porque** has estado amando a tu cuerpo y tratándolo en consecuencia.

Cuando quieres tu cuerpo, quieres hacer lo que es mejor para él.

Quieres hacer ejercicio para hacer que sea más fuerte, y no para «marcar abdominales».

Quieres comer alimentos fantásticos debido a lo bien y viva que le harán sentir.

Aceptar y decidir amarlo en el punto en el que se encuentra ahora forma parte del proceso. La aceptación no significa decir «¡Que le den!» y lanzar los buenos hábitos por la ventana.

Tu cuerpo es tu mejor amigo

«Querer tu cuerpo» no consiste en mirarte frente al espejo e intentar con todas tus fuerzas amar esas partes de tu cuerpo que has pasado años dedicándote a intentar hacer desaparecer. Tampoco consiste en hacer que tu cuerpo se parezca al de alguna otra persona: una famosa, una chica en Instagram o tu antigua yo con veinte años.

Esto es lo que de verdad permanece:

> *Trata tu cuerpo como si fuera tu mejor amigo.*
> *Respétalo, hónralo, escúchalo.*

Empieza a pensar en él como si fuera uno de tus mejores amigos. Como si fuera una amiga a la que quieres tanto que nunca le faltarías al respeto. Nunca querrías que nadie le hiciese daño, y cuidar de ella y asegurarte de que estuviera segura son de la máxima importancia para ti. Puede que en lugar de una amiga sea como tu madre, tu hermana o tu hija.

Tus sentimientos por ella son mucho más profundos de lo que puedes ver en el exterior. (¡¿Puedes imaginarte que quisiésemos a nuestras mejores amigas, madres o hijas simplemente debido a su *aspecto exterior?!* ¡¿Les daríamos la espalda y renegaríamos de ellas si ganaran un par de kilos o se sintiesen hinchadas?! Por supuesto que no, no seas ridícula, que te estoy oyendo llorar).

Este amor entre amigas es un amor, respeto y admiración verdaderos y profundos.

Así es como deberíamos vernos.

Éste es el amor que deberíamos mostrar por nuestro cuerpo.

Significa estar al lado de tu cuerpo en los buenos y los malos momentos, escuchándolo, confiando innatamente en él, respetándolo, queriéndolo de la cabeza a los pies y no ignorándolo cuando te esté gritando. Significa ser la animadora de tu cuerpo cuando se está sintiendo bajo de moral y defenderlo cuando se siente de maravilla.

Querer tu cuerpo también significa no tratarlo con altanería.

¿Tratarías a tu hija,
tu madre o tu mejor amiga
de la misma forma en la que te tratas a ti misma
con condescendencia?

Hablar con nosotras mismas…, dicen que es el primer signo de locura…, y pese a ello todas lo hacemos. Tanto si te estás murmurando mientras conduces como si estás llevando un diálogo mental interno subconsciente, se trata de algo completamente normal.

Pero la pregunta importante es cómo te hablas a ti misma.

Ese pequeño comentario que discurre por tu cabeza no siempre es amable, especialmente cuando te encuentras en ciertos «escenarios desencadenantes»: en el probador de una tienda, frente a un espejo, incluso en la bañera o simplemente mientras te estás vistiendo por la mañana.

¿Te has encontrado alguna vez insultando a tu cuerpo o diciéndote de todo a ti misma por ser perezosa o inútil, o seguir regañándote a ti misma por seguir cargando con esos cinco kilos extra? ¿Le dirías alguna vez esas cosas a tu mejor amiga? ¡Por supuesto que no!

Todos esos insultos y juicios hirientes sobre nosotras mismas y nuestro cuerpo ni siquiera se te pasarían por la cabeza. Si en alguna ocasión les hablases como te diriges ti misma, probablemente se sentirían muy dolidas y ofendidas. Así pues, ¿por qué te hablas a ti misma de esa forma?

Cuanto más tiempo nos tratemos con altivez, más tiempo estaremos presas en la cárcel de nuestro cuerpo, así que emplea los siguientes tres pasos para mejorar tu diálogo interior:

1. Píllate con las manos en la masa cuando estés tratándote con altivez.
2. Cambia el guion en tu cabeza.
3. Sé amable, perdónate y ahoga los pensamientos negativos o llenos de odio cambiándolos por amor y compasión. Te lo mereces y lo vales tal y como eres.

Tú y tu cuerpo deberíais estar trabajando como un equipo en lugar de que luches contra él.

· ·

LA DIOSA AMANDA

«Sigue sorprendiéndome lo rápidamente que he conseguido revertir toda una vida con una mentalidad negativa».

Ahora tengo treinta y tres años, pero cuando echo la vista atrás parece como si hubiera pasado mi veintena consumida por las normas de las dietas, los DVD de ejercicios y las membresías en gimnasios, comparándome con otras personas e intentando alcanzar mi peso objetivo. En cada ocasión me emocionaba con una nueva dieta, creía que me haría feliz, lo hacía realmente bien durante una o dos semanas y luego tropezaba, volvía a empezar... y me rendía. Me odiaba a mí misma, odiaba la dieta..., encontraba una nueva dieta y era optimista y me volvía a emocionar..., y repetía el patrón.

Siempre tenía la capacidad de mostrar una «cara» de confianza al mundo y fingía que era feliz, pero la fea verdad es que yo no me gustaba. Pensaba que era gorda, fea y que no era merecedora de amistad o amor; que era un fraude y que al mundo le iría mejor sin mí.

Al echar la vista atrás sé que no confiaba en mí misma en absoluto y que mi autodesprecio se había convertido en algo mucho más profundo (depresión), pero en esa época ciertamente no habría aceptado esa verdad. Además, estaba embarazada y, cuando acabé por ser consciente, fue como si mi vida implosionara. Pensé en cómo podría ser madre cuando no era de utilidad para nadie, por lo que aborté y le dije a mi marido que ya no le quería y que todo había terminado.

Eso sucedió en mayo de 2014. Si avanzamos seis meses en el tiempo, me encontraba viviendo con mi madre, leyendo muchos libros de autoayuda, paseando al perro por la playa cada día y comiendo sano, y empecé a hacer yoga. Comprendí que la depresión me había pillado desprevenida, y estaba abierta a cambiar mi vida. Entonces llegó Mel, justo cuando más la necesitaba y estaba preparada para escuchar su mensaje.

Ahora no necesito hacer dieta ni pesarme en absoluto. No me analizo frente al espejo ni tengo pensamientos mezquinos y terribles sobre mí misma. No cuento calorías y no me privo de ningún grupo de alimentos. Consumo muchos alimentos frescos, coloridos y realmente sabrosos. He aprendido nuevas habilidades cultivando y cocinando comida, y me veo inspirada y me emociono cuando abro la nevera y los armarios. Escuchando a mi cuerpo he aprendido qué alimentos me hacen sentir mal o no me sientan bien, y no me decanto por ellos.

Mi marido y yo también hemos arreglado las cosas y lo estamos volviendo a intentar. La terapia de pareja nos ayudó de verdad, pero creo que el mayor cambio fue el de mi mentalidad: mi relación conmigo misma y con la comida. Aprendí a quererme, a escuchar a mi cuerpo y lo que necesita y a dárselo.

Al hacerlo, también encontré mi confianza en mí misma y mi autoestima, y soy más feliz que nunca en mi vida. Además, ahora tengo el matrimonio más feliz posible porque soy real. Soy sincera conmigo misma, por lo que pido lo que necesito en lugar de poner las necesidades de los demás en primer lugar. He recuperado la energía y el apetito por la vida que había perdido. Mi marido y yo estamos intentando tener un bebé ahora, pero mi actitud y mi perspectiva son muy diferentes, y estoy preparada para aceptar cualquier cambio en mi cuerpo con amor.

. . . .

*Querer tu cuerpo consiste,
en realidad, en escuchar
y conectar a diario.*

Consigue un cuerpo que ames amando tu cuerpo

Cuando respetes tu cuerpo, éste te recompensará con una vida mucho mejor que en tus mejores sueños.

Para muchas de nosotras esto significa deshacer toda una vida de obsesión con nuestro cuerpo o de sentirnos como si siempre estuviéramos siendo juzgadas por nuestro aspecto. Aprender a querer a tu cuerpo es algo que requiere tiempo y un esfuerzo diario.

Quiere tu cuerpo incluso aunque no tengas la mejor figura de tu vida.

Si no tienes la mejor figura de tu vida en este momento, quizás te estés esforzando por querer tu cuerpo, porque te estarás comparando constantemente con *el aspecto que solías tener.* Como antigua modelo, puedo identificarme totalmente con eso. He hablado con atletas y entrenadoras personales que han dicho lo mismo, pero nos sirve a todas nosotras. Si has dedicado tiempo a lo que consideras tener una figura formidable y ahora no te encuentras «ahí», puede suponer toda una batalla convencerte de que no necesitas regresar «ahí».

Cuando tenía «la mejor figura» de mi vida (o lo que yo consideraba que lo era) me sentía desdichada con mi aspecto y me miraba con lupa constantemente: mucho más de lo que hago ahora.

Está perfectamente bien que quieras tu cuerpo, y que quieras que esté y se vea lo mejor posible.

La clave es que, para empezar, todo se haga desde un lugar lleno de cariño.

Tu cuerpo de ahora es tu cuerpo *ahora*. No puedes ir hacia atrás ni hacer retroceder el tiempo, sino sólo *avanzar*. Vivir en el pasado o esforzarte por conseguir una versión antigua de ti siempre será una batalla que perderás. ¿Cómo puede tu cuerpo respaldarte mejor *en este preciso instante* y, ciertamente, en el futuro?

> *El hecho de querer sólo tu cuerpo*
> *cuando tiene su mejor figura es como querer*
> *sólo a tus hijos cuando mejor se comportan.*

Sé tu fan número uno.

Siéntete orgullosa de ti misma.

Chócala contigo misma cuando
consigas algo formidable.
(En tu cabeza, claro está:
no querrás que te tomen por loca).

Dite a ti misma lo orgullosa que estás
de TI.

Lucha por ti.

Date discursos motivacionales.

Sé tu propia animadora.

Eres una mujer atrevida.

Y puedes hacerlo.

El perdón

«Sin el perdón, la vida se ve dominada por un ciclo interminable de resentimiento y venganza».

ROBERTO ASSAGIOLI

Una parte enorme del hecho de quererte a ti misma es aprender a perdonarte de forma regular, especialmente si encuentras difícil perdonarte en lo relativo a las elecciones de alimentos o te aferras a tus elecciones pasadas y las usas como si fueran un palo con el que aporrearte.

El perdón lo es todo.

El perdón es lo que evita que te sientas atrapada por las decisiones y experiencias pasadas y lo que de verdad te hace libre.

Perdónate por no ser perfecta y por no tenerlo todo bajo control. Despréndete del resentimiento que mantienes contigo misma y permítete vivir.

Perdónate por aferrarte a elecciones pasadas relativas a la comida.

Perdónate por avergonzarte a ti misma o por llevar siempre contigo el sentimiento de culpabilidad o el resentimiento.

Perdona a las personas de tu alrededor por influir en tus decisiones o por no ser modelos maravillosos a seguir para ti mientras estás creciendo.

El perdón te hará libre e iniciarás tu viaje hacia la autoestima.

Sé la chica L'Oreal

¡Porque tú lo vales!

¿Postergas sencillos rituales de cuidados personales como tomar un baño tranquilo y relajante, que te hagan la manicura o simplemente ir a la peluquería?

¿Evitas pedir lo que de verdad quieres para tu cumpleaños y para Navidad porque *«de todas formas, todo tiene que ver con los niños»* y resultaría *egoísta* pensar en ti misma?

Nunca jamás es egoísta que cuides de TI MISMA.

Cuídate de todas las formas posibles, porque no podrás dar nada a tu familia, en tu trabajo o a tus amigas si te sientes exhausta y agotada.

No hacer que seas una prioridad siempre tiene un efecto sobre tu salud. Una vez que adquieras el mal hábito de no hacer que seas una prioridad, tus hábitos alimentarios pueden deteriorarse, puede que dejes de hacer ejercicio y que cuides de ti y puede que incluso empieces a beber menos agua y más café. Es de locos, ¿verdad?

Truco útil: Te está totalmente permitido darte caprichos.

Sé consciente de que *vales* el esfuerzo. Haz cosas de forma regular que TE hagan sentir de maravilla, como una diosa. Cómprate flores, lleva la ropa que te encanta. Elimina las cosas que te hacen sentir como una basura. Tú lo vales.

Tienes que saber esto: la forma en que te trates a ti misma es cómo estarás invitando a los demás a tratarte a ti.

Otras personas en tu vida se darán cuenta de cómo te tratas a *ti misma* y, entonces, responderán subconscientemente a ello tratándote de la misma forma.

Si sientes como si no te estuviesen valorando, pregúntate cómo te estás menospreciando a *ti misma*. Si no te sientes respaldada, pregúntate cómo no te estás respaldando a *ti misma*. Todo siempre vuelve a tu relación contigo misma.

Hace poco tuve una clienta que era consciente de que estaba llevando a cabo un gran esfuerzo por estar sana y tener alimentos saludables en casa cuando iba su novio o cuando cocinaba para más de una persona, pero en cuanto se trataba de ella sola todos esos esfuerzos se iban por la borda. Entonces, ¿qué tipo de mensaje está transmitiendo eso a tu cuerpo? Se trata de un mensaje que dice: «*No vales la pena*» por ti misma.

Cuando empieces a hacer que valgas la pena, eso tendrá un enorme impacto en el resto de los aspectos de tu vida. Cuando cultivas una relación hermosa contigo misma, te conviertes en un imán para otras relaciones hermosas a tu alrededor.

Pero primero tienes que creerte que vales la pena.

Tu autoestima es realmente muy importante. Es una de las partes más cruciales de este libro y una de las cosas más importantes que tienes que aprender en tu vida para crecer y sanar tu relación con la comida y tu cuerpo.

Cuando me encontraba en mi peor época con la comida, ¿puedes adivinar cómo era mi autoestima? Estaba por los suelos, y como mi autoestima era de cero, porque siempre me estaba martirizando, también atraje en mi vida a novios *de mierda* que no se preocupaban mucho por mí, pero esto no era responsabilidad de nadie más que mía. Era un reflejo de la forma en la que me sentía conmigo misma. ¿Y cómo me sentía? *Como una mierda.*

Y esto también es cierto a la inversa: cuando te respetas y valoras, respetas y valoras tu comida y respetas y valoras a tu cuerpo, los demás también te respetarán y valorarán. Es la ley de la atracción.

Estás creando el mundo que ves.

¿Cómo quieres ser tratada, valorada,
amada y respetada en el mundo?

Empieza con cómo te tratas, valoras,
amas y respetas a ti misma.

La divina responsabilidad de los propios cuidados

Cuidar de mí misma es mi actividad favorita, y forma una parte enorme de ti sanando tu relación con la comida, tu cuerpo y tu yo.

Cuidar de ti misma es el arte de la diosa.

Cuidar de ti misma consiste, simplemente, en ocuparte de ti misma con cariño, en hacer cosas para hacerte sentir de maravilla. Eso puede consistir en que tengas una cita contigo misma y vayas a un local nuevo a desayunar. Puede consistir en la limpieza primaveral de tu casa y en hacer que tenga un aspecto fantástico. Puede que consista en encender unas velas, darte un baño de espuma o aplicarte una mascarilla facial. El tiempo que pases en la cocina también cuenta, al igual que salir a dar un largo paseo o meditar.

¿Cuándo fue la última vez que te dedicaste un día para hacer cosas que *te* hacen sentir genial por ti misma?

Anota algunos objetivos y sueños, escribe un diario, vete a que te corten y sequen el cabello por el mero hecho de sentirte fabulosa.

Cuanto más tiempo dedicamos a ir más despacio y permitirnos tiempo para nuestros propios cuidados, menos sentimos la necesidad de «llenar el vacío» cogiendo comida o comiendo de forma inconsciente. Y cuanto más tiempo dedicamos a nuestros propios cuidados, más fuerte se hace nuestra relación con nuestro cuerpo, más aprendemos a respetar nuestros límites y podemos tomar decisiones conscientes sobre a qué decidimos dedicar nuestro precioso tiempo y energía.

Esto puede que parezca una idea totalmente amedrentadora, pero ha llegado el tiempo de que te priorices a TI, diosa.

Tus propios cuidados son el tiempo que te dedicas cuando no estás correteando detrás de otras personas o trabajando realmente duro. Son todas esas cosas que crees que *harías* o *deberías hacer*, pero para las que nunca pareces encontrar tiempo, por lo que nunca sacas un rato para hacerlas. Esto es realmente crucial para tu relación con la comida y con tu cuerpo porque te fuerza a reducir el ritmo y a hacer cosas sin un *objetivo o resultado asociado* concretos, sino simplemente porque te apetece hacerlas.

Se trata de aprender a sentirte cómoda en tu propia compañía, lo que puede resultar difícil para algunas de nosotras. Yo sé que, en mi caso, solía ser difícil. Cuidar de ti misma tiene mucho más que ver con «*estar*» que con «*hacer*».

Esto solía ser un concepto difícil para mí, pero ahora cuidar de mí misma es algo para lo que siempre saco tiempo. Si he permitido que mis propios cuidados flojeen durante la semana, les dedico prioridad durante los fines de semana por delante de cualquier otra cosa. Esto consiste, una vez más, en escuchar qué es lo que de verdad quieres y necesitas.

Cuanto más lo hagas, más se convertirá en algo natural para ti, y esto va a tener un gran impacto en cómo y qué comes. Cuando saques más tiempo para tus propios cuidados no te verás llamada a comer en exceso o darte atracones porque tu energía será mucho más tranquila y feliz. Tus elecciones con respecto a la comida deberían volverse, gradualmente, cada vez más deliberadas y las pensarás más detenidamente, porque te estás permitiendo el tiempo para ir más despacio y estar con tu cuerpo.

Confía en mí. Esto funciona.

Es como un músculo que tienes que seguir ejercitando, pero una vez que hayas adquirido el hábito de hacerte valer la pena, simplemente observa cómo tu vida empieza a cambiar y entra en sintonía.

La diosa Kirsty

«Solía avergonzarme tanto de mí misma… Ahora cuido de mí misma, y esto me llena de alegría y vuelvo a sonreír: perder cuatro tallas de ropa forma, simplemente, parte de esa alegría».
Encontré a Mel después de lo que parece toda una vida haciendo dieta. Por aquel entonces vivía a base de chocolatinas y comida para llevar, y no podía subir unas escaleras sin quedarme sin aliento. No era sólo el peso que me sobraba, sino que además no me enorgullecía de mi aspecto y pasaba semanas y meses sin comer verduras. Me sentía como si simplemente estuviese esperando a enfermar gravemente.

Me inventaba excusas para no salir (incluso para no ir de compras) simplemente porque no pensaba que pudiese caminar hasta allí. Me quedaba de pie en mi cocina engullendo cualquier alimento que pudiese encontrar y llorando porque me estaba embutiendo comida en la boca. Pese a que tengo un esposo maravilloso, y dos hijos fantásticos, me sentía triste, sola y desdichada.

Ahora estoy más sana y soy más feliz que en mucho tiempo. Me dedico mucho más tiempo, dándome unos largos baños, yendo a que me arreglen el cabello, usando productos de calidad en mi rostro y mi cuerpo. Soy consciente de la emoción que estoy sintiendo y sé cómo lidiar con ella de una forma que no consista en comida. Ya no me siento triste, sola, desdichada o avergonzada de mí misma. Me siento orgullosa de cómo he logrado darle la vuelta a mi vida.

Sigo amando la comida, pero la comida que me encanta ha cambiado por completo, ahora que sé qué me hace sentir bien y qué no. Ya no como por comer: como porque tengo hambre, y no me he dado un atracón ni me he puesto a llorar en la cocina en absoluto desde que conocí a Mel en abril del año pasado. Ahora quiero y respeto a mi cuerpo, y ya no me miro frente al espejo y odio lo que veo. Quiero a mi cuerpo porque es mío y porque ha hecho algunas cosas maravillosas por mí, y porta con orgullo las cicatrices producto de haber traído, de forma segura, a nuestros dos preciosos hijos al mundo. Mi confianza en mí misma también ha mejorado claramente: antes solía aparentar, así que puede que no resulte obvio para los demás, pero la confianza en mí misma es real ahora. Soy mi YO de verdad.

. . . .

¿Necesitas algunas ideas para cuidar de ti misma? Puedes entrar en www.melwells.com/bookbonuses para descargarte tu kit gratuito de iniciación de diosa.

Acoge los regalos de tus antepasados

Os volvéis HERMOSAS en cuanto empezáis a ser vosotras mismas, en el preciso momento en que empezáis a aceptar quiénes sois: TODAS vosotras; cuando os miráis en el espejo y sois conscientes de la belleza de cada una de vuestras partes.

¿Esas estrías? Son rayas de tigresa. Y por cada mujer que desearía no tener estrías, hay una mujer que desearía tenerlas.

Encontradme, además, a una mujer de más de veintitrés años que no tenga celulitis en su cuerpo. Los hoyuelos siguen siendo hermosos, ya se encuentren en tu cara o en la parte posterior de tus muslos.

Tu cuerpo es tu hogar, y no tu campo de batalla.

En lugar de mirarte al espejo y escoger sentirte disgustada con lo que ves, elige sentirte orgullosa de un cuerpo sano y fuerte que te ha respaldado en los buenos y los malos momentos, a lo largo de las pruebas y tribulaciones de tu vida hasta este momento.

La verdadera belleza no consiste en lo estrecha que sea tu cintura, en el aspecto que tenga tu trasero en unos tejanos o en lo perfecta que tengas la piel. Tú ya sabías esto, porque sabes que las mujeres más hermosas que has conocido son las que se sienten más felices en su propia piel.

La belleza tiene que ver con tu aura, tu energía y tus vibraciones. La belleza está ahí cuando tu cara se ilumina, la belleza se encuentra ahí cuando ríes incontrolablemente.

Todas hemos conocido a mujeres que poseen esta maravillosa confianza en sí mismas y se sienten muy cómodas en su propio cuerpo, ¿verdad? Son lo máximo y lo saben, y nosotras lo sabemos, y todos lo saben.

Yo solía querer cambiar mi silueta con muchas ganas. Pensaba que si perdía suficiente peso entonces estaría destinada a cambiar la figura de mi cuerpo y, de repente, tendría una cintura estrecha. Y adelgacé mucho, y adivinad qué: pues nada, mi figura no cambió. Simplemente tenía una complexión delgada. Seguía siendo *mi* constitución. Mis huesos no encogieron.

Eres tu madre en un 50 %
y tu padre en otro 50 %.

Tu singular figura corporal es un regalo
transmitido por tu familia.

Cada parte de tu cuerpo es un pequeño
regalo de tus antepasados.

Los bebes no nacen con exceso de peso. Son todos iguales. Lo que sucede consiste simplemente en el condicionamiento, el entorno y las experiencias, todos los cuales contribuyen a tu relación única con la comida y tu cuerpo.

Haz ejercicio porque quieres tu cuerpo,
y no porque lo odies

Haz ejercicio como una diosa

Deja de buscarte los abdominales frente al espejo después de cada sesión de ejercicio, y empieza a prestar atención a cómo te *sientes* durante tu entrenamiento y después.

Mover tu cuerpo de la forma adecuada para ti contribuye enormemente a cómo te sientes viviendo en tu cuerpo, y pese a ello, muchas de nosotras evitamos hacer ejercicio, o usamos el ejercicio de una forma llena de odio, para castigar a nuestro cuerpo o manipularlo.

> **Haz ejercicio porque la sensación de mover tu cuerpo es genial y te ayuda a mantenerlo ágil, fuerte y sano.**

> **Entrena porque te proporciona un incremento en los niveles de endorfinas, te levanta el ánimo de inmediato, te ayuda a dormir mejor por las noches y te proporciona enormes olas de energía.**

Mover tu cuerpo de forma regular envía una enorme señal a tu cuerpo de que quieres mantenerlo activo, juguetón y fuerte. No tienes por qué ir al gimnasio y darlo todo en la cinta de correr para estar en forma. Tampoco tienes por qué convertirte en una asidua al gimnasio de la noche al día y tener unos abdominales bien marcados para estar en forma. Simplemente mueve tu cuerpo de una forma que te haga sentir bien, y hazlo regularmente.

Haz sólo ejercicio con el que disfrutes de verdad.

Si te estás forzando a ir al gimnasio cada día, siempre estás buscando excusas para no ir, no estás disfrutándolo y te está haciendo sentir desdichada, entonces, y sencillamente, esto no durará. No te ceñirás a algo que tienes que forzarte a hacer.

Prueba con distintas formas de ejercicio
hasta que encuentres algo que TE ENCANTE.

Puede que se trate de la natación, el baile, correr, el kickboxing, el pilates o el CrossFit. Por ello, el permiso para probar cosas está permitido. Si no sabes con qué tipo de estilo de entreno disfrutas, prueba algunas cosas distintas y fíjate qué es aquello a lo que quieres regresar a por más.

Todo lo que pruebes te ayudará a acercarte más a ti misma.

Y recuerda que los días de descanso son igual de importantes que los días de entreno. No puedes hacer ejercicio cada día: los días de descanso son absolutamente cruciales para todos los atletas de élite, además de para ti. Entrenar duro cada día no es bueno para tu cuerpo y no le hace sentir querido. Ama a tu cuerpo dándole tiempo para recuperarse y descansar.

La felicidad es el secreto de belleza
mejor guardado.

Tu vestuario de diosa

Cómo decoras tu cuerpo tiene un efecto directo sobre cómo te sientes viviendo en él, igual que pasa cuando decoras tu casa. Así pues, presta atención a cómo vistes tu cuerpo, además de a lo que introduces en él.

> ***Tu cuerpo ES tu hogar.***
> ***Es el único hogar en el que vivirás***
> ***durante el resto de tu vida.***

Habrá algunas cosas en tu armario que te estén manteniendo, desde el punto de vista de la energía, anclada en el pasado y en guerra con tu cuerpo. Probablemente habrá algunas prendas de las que vas a necesitar desprenderte.

Ve a tu armario y saca cualquier prenda con una o dos tallas de diferencia con respecto a tu talla actual. ¿Cómo te hace sentir aferrarte a esa ropa?

¿Qué recuerdos tienes asociados con llevar puestas esas prendas? ¿Qué energía están conservando esas prendas para ti permaneciendo en tu armario?

¿Te sentiste animada, viva, sana y todo lo demás que querías sentir en tu propio cuerpo cuando llevabas puesta esa ropa?

¿O estabas siguiendo una dieta estricta que te hizo sentir atrapada, insegura y consumida?

Yo tuve que tirar muchos vestidos que eran preciosos, pero que era de una talla que sabía, muy dentro de mí, que no iba a tener a corto plazo si quería permanecer sana.

Por lo tanto, me deshice de ellos. Todo lo que estaban haciendo en mi armario era ocupar espacio y retener la energía de la chica delgada e infeliz obsesionada con hacer dieta que solía ser. Decidí que necesitaba despejarlo, dejar espacio para la mujer sana y dinámica que quería ser en mi yo futuro y durante el resto de mi vida.

Del mismo modo, deshazte de cualquier prenda pasada de moda que te haga sentir como una basura. Tu ropa debería hacerte sentir como la mejor versión de TI que quieres ser. Debería traer consigo la energía de cómo quieres sentirte contigo misma en tu yo futuro.

Deja de comprarte ropa que te quede demasiado apretada. Deja de comprar ropa simplemente por la talla que aparece en la etiqueta. Ése es el mayor error que podrías cometer. Tienes, por encima de todo, que SENTIRTE bien en tu ropa.

Si te estás enfrentando a una cierta resistencia con la eliminación de ropa en la que **podrías entrar algún día,** entonces, ¿sabes qué? Si tu cuerpo vuelve a *tener* esa talla algún día, querrás salir y comprarte un montón de ropa para celebrarlo. No querrás ponerte las prendas viejas, y tú te mereces no tener que llevar ropa de hace años. *Tú lo vales.* Las limpiezas de ropa regulares valen la pena. Deshazte de esas bragas viejas como las de Bridget Jones y date un capricho comprándote lencería nueva que te haga sentir como una diosa.

Si no puedes soportar la idea de los probadores de las tiendas (diseñados para hacer que hasta una modelo de Victoria's Secret sufra una crisis), entonces compra ropa *online,* y cuando las prendas lleguen a casa, pruébatelas mientras suena tu música favorita.

Cambia el vestido para que encaje
en tu cuerpo.

No cambies tu cuerpo para que encaje
en el vestido.

Aparecer y hacer el trabajo

Trata a tus citas contigo misma para dedicarte cuidados como si fueran importantes reuniones de negocios. No te dejes plantada. Prodígate, por ti, todos los días de la semana.

Recuerda, diosa: ésta es una práctica con la que puedes guiarte durante el resto de tu vida. Aquí no hay un plan de seis semanas ni una fecha de inicio y de final. Nunca «terminarás» con esto. Ésta es una práctica constante de observación y conexión con tu cuerpo. Eres responsable frente a ti misma.

Cuando te respaldes a ti misma
te verás respaldada.

Nunca encontrarás el momento para hacer que esto funcione.
Debes sacar tiempo.

Nadie va a mudarse a tu hogar, cocinar para ti, ponerte recordatorios en la agenda de tu móvil ni forzarte a conectar con tu cuerpo a diario.

Es asunto tuyo, diosa. Te lo debes a ti misma, y tu cuerpo está esperando.

De una diosa a otra

Si este libro te ha calado, recomiéndaselo a otra diosa en tu vida.

Es imperativo diseminar las palabras de autoestima, contrarias a las dietas y de una imagen corporal positiva entre las mujeres de todo el mundo.

Después de todo, hay millones de nosotras que seguimos luchando en la larga y dura batalla con la comida y nuestro cuerpo.

Puedes ayudar a difundir la revolución por todas partes.

Si hay una diosa en tu vida que necesite este mensaje, dáselo a conocer.

Nunca se sabe: puede que le cambie la vida.

Recursos adicionales

¿Quieres sumergirte de verdad en la Revolución de la diosa? ¡Muy bien!

He recopilado algunos recursos adicionales gratuitos geniales que puedes obtener sin coste alguno en:

www.melwells.com/bookbonuses

Para encontrarme en Internet:
Visítame en: www.melwells.com
Facebook: facebook.com/iammelwells
Instagram: @Iammelwells
Twitter: @iammelwells

Y si quieres llevar las cosas un paso más allá (sumergirte en profundidad en tu relación con la comida con mi apoyo y el de cientos de otras diosas a lo largo del camino), únete a mi academia *online* en:

www.thegreengoddessacademy.com

También dirijo mis retiros de lujo para diosas en el Reino Unido y por todo el mundo para hacer una pausa total y que dispongas de tiempo de verdad para ti. Puedes encontrarlo todo en www.melwells.com

Agradecimientos

A mi padre, Andrew, que siempre me mantuvo segura y ahora sigue haciéndolo desde un lugar distinto. Sin ti y tu orientación constante este libro no hubiera sido ni siquiera imaginado.

A Jackie, Shaun y Charlie, que me han querido cuando estaba en mis peores momentos, los mejores y todos los estados intermedios. Gracias por vuestro apoyo inquebrantable.

Gracias a Amy, Julie, Sandy, Michelle y el maravilloso equipo de Hay House UK, y a Reid en Hay House US, por creer en que la revolución está aquí y permitirme compartir este mensaje por doquier.

A mis fabulosos agentes Peter y Annette, y a mi increíble equipo de diosas, que apoyan esta misión a diario tras los bastidores: Amber, Ros, Ruth, Bry y Joana. Sois, cada una de vosotras, inestimables para mí.

Sobre todo, gracias, mis diosas de todos los lugares. A mis diosas de la academia, mis diosas de los retiros, mis diosas de Facebook e Instagram, y a las diosas que han estado a mi lado desde el mismísimo principio.

Gracias a cada diosa que se ha visto llamada a coger este libro. Hacéis que mi corazón se llene.

Acerca de la autora

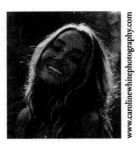

www.carolinewhitephotography.com

Mel Wells es una *coach*, conferenciante y la fundadora del blog The Green Goddess Life. Mel, que anteriormente fue actriz de telenovelas, batalló contra los trastornos de la alimentación durante más de seis años y creó un método único para sanarse y transformar su actitud con respecto a la comida y su cuerpo. Ahora dedica su tiempo a ayudar a miles de mujeres de todo el mundo a abandonar las dietas para siempre, a hacer las paces con la comida y a amar a su cuerpo sano de todas las formas adecuadas, de modo que, además, puedan recuperar su vida. Mel hace de *coach* de mujeres individualmente y también a través de su academia *online* y sus retiros de lujo para diosas (Goddess Retreats) por todo el mundo.

Facebook: iammelwells
Twitter: @iammelwells
Instagram: @iammelwells

www.melwells.com

Índice